T0255761

essentials

Essentials liefern aktuelles Wissen in konzentrierter Form. Die Essenz dessen, worauf es als „State-of-the-Art" in der gegenwärtigen Fachdiskussion oder in der Praxis ankommt. *Essentials* informieren schnell, unkompliziert und verständlich

- als Einführung in ein aktuelles Thema aus Ihrem Fachgebiet
- als Einstieg in ein für Sie noch unbekanntes Themenfeld
- als Einblick, um zum Thema mitreden zu können

Die Bücher in elektronischer und gedruckter Form bringen das Fachwissen von Springerautor*innen kompakt zur Darstellung. Sie sind besonders für die Nutzung als eBook auf Tablet-PCs, eBook-Readern und Smartphones geeignet. *Essentials* sind Wissensbausteine aus den Wirtschafts-, Sozial- und Geisteswissenschaften, aus Technik und Naturwissenschaften sowie aus Medizin, Psychologie und Gesundheitsberufen. Von renommierten Autor*innen aller Springer-Verlagsmarken.

Rainer Sachse · Bernd Kuderer

Konfrontative Interventionen in der Psychotherapie

Wie Therapeuten mit geringer Änderungsmotivation von Klienten umgehen

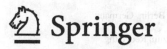
Springer

Rainer Sachse
IPP Bochum
Bochum, Deutschland

Bernd Kuderer
Bonn, Deutschland

ISSN 2197-6708
essentials
ISBN 978-3-662-69485-5
https://doi.org/10.1007/978-3-662-69486-2

ISSN 2197-6716 (electronic)

ISBN 978-3-662-69486-2 (eBook)

Die Deutsche Nationalbibliothek verzeichnet diese Publikation in der Deutschen Nationalbibliografie; detaillierte bibliografische Daten sind im Internet über https://portal.dnb.de abrufbar.

Planung/Lektorat: Monika Radecki
Springer ist ein Imprint der eingetragenen Gesellschaft Springer-Verlag GmbH, DE und ist ein Teil von Springer Nature.
Die Anschrift der Gesellschaft ist: Heidelberger Platz 3, 14197 Berlin, Germany

Wenn Sie dieses Produkt entsorgen, geben Sie das Papier bitte zum Recycling.

Was Sie in diesem *essential* finden können

- Definition, Wirkung und Ziele konfrontativer Interventionen
- Definition von Beziehungskredit
- Arten von Konfrontationen
- Gestaltung von Konfrontationen
- Wirkungen von Konfrontationen

Vorwort

Therapeutinnen und Therapeuten sind in ihrem Alltag immer wieder mit Klientinnen und Klienten konfrontiert, die vielfältige Probleme aufweisen, die jedoch nur eine geringe Änderungsmotivation aufweisen, weil die Störung „ich-synton" ist: Das bedeutet, dass die Person zwar die Kosten ihres Problems erkennt und diese „weghaben" will, aber nicht erkennt, dass sie selbst durch ihre eigenen Anteile und Handlungen diese Kosten aktiv erzeugt.

Und damit erkennt sie auch nicht, dass sie selbst Verantwortung für ihr Problem übernehmen muss und dass nur sie selbst (mit therapeutischer Hilfe) das Problem angehen kann und aktiv angehen muss.

Diese mangelnde Änderungsmotivation müssen Therapeuten im Prozess aktiv bearbeiten, denn sie „verschwindet nicht von selbst". Und dazu benötigen Therapeuten sogenannte „konfrontative Interventionen". Dies sind Interventionen, die Klienten auf Aspekte ihres Problems aufmerksam machen, die sie selbst nicht erkennen oder nicht erkennen wollen.

Damit laufen konfrontative Interventionen immer gegen aktuelle Intentionen des Klienten und werden vom Klienten zunächst nicht positiv aufgenommen, d.h. sie „kosten Beziehungskredit".

Das Buch befasst sich nun mit den Fragen:

- Was genau sind konfrontative Interventionen?
- Wozu und wann werden sie eingesetzt?
- Mit welchen Aspekten können Klienten konfrontiert werden?
- Wie stark „konfrontativ" wirken verschiedene Arten von Konfrontationen?
- Wie sollte ein Therapeut konfrontative Interventionen gestalten?

- Wie können Klienten auf Konfrontationen reagieren?
- Welche interaktionellen Krisen können durch Konfrontationen ausgelöst werden?
- Und wie können Therapeuten mit solchen Krisen konstruktiv umgehen?

Zum Abschluss werden konkrete Beispiele für konfrontative Interventionen dargestellt.

Rainer Sachse
Bernd Kuderer

Inhaltsverzeichnis

1   **Zum Begriff „Konfrontative Interventionen"** 1
    1.1   Interventionen 1
    1.2   Konfrontative Interventionen 3
    1.3   Wirkung konfrontativer Interventionen 4
    1.4   Ziele konfrontativer Interventionen 5

2   **Abbuchen von Beziehungskredit** 9

3   **Womit wird ein Klient konfrontiert?** 13

4   **Konfrontationen im Therapie-Prozess** 17
    4.1   Konfrontation mit Kosten 17
    4.2   Kosten relevant machen 18
    4.3   Dem Klienten deutlich machen, dass er Kosten selbst erzeugt ... 20
    4.4   Konfrontation mit Manipulationen 20
    4.5   Konfrontation mit Regeln 22

5   **Wie gestaltet ein Therapeut Konfrontationen?** 29
    5.1   Allgemeine Vorgehensweisen 29
    5.2   Harte und weiche Konfrontationen 32
    5.3   Regeln für die Gestaltung konfrontativer Interventionen 32
          5.3.1   Stelle fest, ob die Bedingungen für eine konfrontative
                  Intervention gegeben sind! 32
          5.3.2   Die inhaltlichen Grundlagen für eine Konfrontation
                  sollten geschaffen sein! 34

5.3.3   Ein Therapeut sollte die konfrontative Intervention so
         gestalten, dass ein Klient sie möglichst gut akzeptieren
         kann!   35

6   **Reaktionen des Klienten**   39
     6.1   Wie wirken Konfrontationen?   39
     6.2   Akzeptanz   40
     6.3   Skepsis   40
     6.4   Defensivität   40
     6.5   Aggressivität   41

7   **Interaktionelle Krisen**   43
     7.1   Einleitung   43
     7.2   Keine Angst vor Krisen   46
     7.3   Umgang mit interaktionellen Krisen   46

8   **Beispiele für Konfrontationen**   49

Was Sie aus diesem *essential* mitnehmen können   55

Literatur   57

Über die Autoren

Prof. Dr. Rainer Sachse, Diplom-Psychologe, Psychologischer Psychotherapeut, Direktor des Instituts für Psychologische Psychotherapie (IPP) in Bochum Arbeitsschwerpunkte: Klärungsorientierte Psychotherapie, Persönlichkeitsstörungen, Motivierung von Klienten, Prozessforschung.

Bernd Kuderer, Master in Psychologie, Psychologischer Psychotherapeut, Master of Advanced Studies der Universität Bern, Trauma-Therapeut (DeGPT), stellvertretender Leiter der Weiterbildung im IPP, Dozent und Supervisor im IPP, niedergelasser Psychotherapeut in eigener Praxis in Bonn.
  Institut für Psychologische Psychotherapie (IPP)
  www.ipp-bochum.de
  Daniela.Holzschuh@ipp-bochum.de

Zum Begriff „Konfrontative Interventionen"

1

1.1 Interventionen

Interventionen sind sprachliche Handlungen des Therapeuten, begleitet von paraverbalen und nonverbalen Signalen, die den Klienten-Prozess gezielt steuern sollen. Interventionen des Therapeuten dienen damit dazu, Klienten-Prozesse konstruktiv zu steuern, da Klienten solche Prozesse in der Regel nicht selbst steuern können, z. B.

- weil sie sich aufgrund der geringen Verarbeitungskapazität nicht gleichzeitig auf Inhalt und Prozess konzentrieren können;
- weil sie die Konfrontation mit aversiven Inhalten vermeiden;
- weil sie in ungünstigen Bearbeitungen „festsitzen", also immer wieder die gleichen Fragen stellen und die gleichen Lösungen anwenden, obwohl diese nicht weiterführen u. a. (Sachse, 1992, 2016).

Interventionen beziehen sich immer auf das, was ein Klient *meint,* d. h. sie schließen an relevante Inhalte des Klienten an: Je besser ein Therapeut den Klienten versteht, desto besser können Interventionen den Klienten-Prozess steuern.

Interventionen geben dem Therapeuten Hinweise und Anregungen dazu, was dieser im Prozess als nächstes tun sollte. So sollen sie z. B.

- die Aufmerksamkeit eines Klienten auf zentrale Aspekte konzentrieren,
- den Klienten an einem Thema halten,
- den Klienten veranlassen, bestimmten Fragestellungen zu folgen,
- den Klienten veranlassen, seine Perspektive zu internalisieren,

R. Sachse und B. Kuderer, *Konfrontative Interventionen in der Psychotherapie,* essentials, https://doi.org/10.1007/978-3-662-69486-2_1

- den Klienten veranlassen, Inhalte zu hinterfragen usw.

Interventionen von Therapeuten wirken dann besonders deutlich auf den Klienten-Prozess, wenn

- sie kurz sind ($\leq$ sechs Worte),
- klar verständlich sind,
- nur eine „Anweisung enthalten".
- Ein Therapeut verfolgt daher mit jeder Intervention ein bestimmtes *Prozess-Ziel,* also etwas, was der Klient im Prozess nun als Nächstes realisieren sollte. Dabei haben Interventionen den Charakter von *Bearbeitungsangeboten,* also von „Vorschlägen", denen ein Klient folgen *kann,* aber nicht muss. Interventionen steuern dabei den Prozess mit unterschiedlich hoher Wahrscheinlichkeit, d. h. ein Klient folgt der Intervention in unterschiedlich hohem Maße. Das Ausmaß der Steuerungswirkung hängt dabei auch abvom Störungsbild des Klienten: Klienten mit „psychosomatischer Verarbeitungsstruktur" lassen sich zu Therapiebeginn deutlich weniger steuern als andere Klienten (Sachse, 2018);
- von der Therapie-Phase: Klienten lassen sich in der Regel in der ersten Therapie-Phase weniger gut steuern als in späteren Phasen.

Interventionen steuern den Klienten-Prozess immer nur mit einer bestimmten Wahrscheinlichkeit – sie determinieren den Prozess jedoch nicht. Die höchste Steuerungswirkung, die empirisch gefunden wurde, beträgt 77 %: D. h. 77 % der therapeutischen Interventionen wurden von Klienten umgesetzt. Die geringste Steuerungswirkung lag bei 45 %: Der Therapeut hat damit immer noch einen deutlichen Effekt auf die Klienten-Prozesse, aber er „determiniert" diese Prozesse nicht. Denn es bedeutet, dass in mindestens 33 % der Fälle der Klient etwas Anderes tut, als der Therapeut anregt und *was* er jeweils tut, lässt sich kaum prognostizieren (Sachse, 1992). Diese „anderen Aktionen" des Klienten sind in ca. 86 % der Fälle solche, die den augenblicklichen Therapieprozess in eine (weitaus) weniger konstruktive Richtung führen (Sachse, 1992).

Daher sollte ein Therapeut immer einschätzen, ob und wie ein Klient seinen Interventionen folgt und darauf dann flexibel reagieren, wozu er eine hohe Expertise benötigt (Sachse, 2006, 2009, 2015a).

1.2 Konfrontative Interventionen

Die Grundlagen und Anwendungen konfrontativer Interventionen für persönlichkeitsgestörte Klientinnen und Klienten wurden im Zuge der Entwicklung eines Psychotherapie-Konzepts von Persönlichkeitsstörungen entwickelt (vgl. dazu: Sachse, 1997, 1999, 2001, 2004, 2013, 2019, 2022).

Die therapeutischen Rahmenkonzeptionen wie Kommunikationsprozess, Steuerung des Klienten-Prozesses durch Interventionen u. a. werden dargestellt von: Kuderer (2023) sowie Sachse, Sachse & Kuderer (2023a, b, c, d, e, f.).

Wenn ein Therapeut durch eine Intervention versucht, den Klienten-Prozess zu steuern, dann gibt es drei Fälle:

- Der Therapeut regt etwas an, was der Klient schätzt und gut findet: In diesem Fall erzeugt die Intervention nicht nur eine Prozesssteuerung, sondern schafft auch *Beziehungskredit:* Der Klient fühlt sich vom Therapeuten verstanden, gut begleitet und gut geführt und das schafft Vertrauen: Sowohl personales Vertrauen als auch Kompetenz-Vertrauen. Der Therapeut baut mit solchen Interventionen, insbesondere mit sogenannter „komplementärer Beziehungsgestaltung" (Sachse, 2016b), weiteres Vertrauen auf, das wir als „Beziehungskredit" bezeichnen. Diese Art von Vertrauen ist die Grundlage aller weiteren konstruktiven Klienten-Prozesse wie Selbstöffnung, Klärung, Bearbeitung usw.
- Der Begriff „Beziehungskredit" soll auch deutlich machen, dass ein Therapeut sich dann, wenn dieser Kredit groß genug ist, sich Interventionen „leisten" kann, die Beziehungskredit „abbuchen", ohne dass die Therapeut-Klient-Beziehung dadurch in eine Krise gerät.
- Der Therapeut regt etwas an, was der Klient „neutral" findet, was er tun kann, was er jedoch weder als positiv, noch als negativ empfindet.
- Der Therapeut regt durch seine Intervention etwas an, *das gegen die Intention des Klienten geht.* So möchte der Klient den Inhalt X vermeiden – der Therapeut erkennt aber, dass der Klient sein Problem nur lösen kann, wenn er sich diesem Inhalt stellt. Also macht der Therapeut den Klienten auf diesen Inhalt aufmerksam, was dem Klienten jedoch unangenehm ist. Oder der Klient macht ein bestimmtes Image auf und möchte, dass der Therapeut dies akzeptiert. Der Therapeut ist jedoch der Auffassung, dass der Klient dieses Image hinterfragen sollte und macht den Klienten darauf aufmerksam, *dass* er ein Image aufmacht und dass das Image nicht anderen Daten entspricht u. a.

In diesem Fall realisiert ein Therapeut eine Intervention, *die gegen eine Intention des Klienten läuft:* Der Therapeut realisiert eine Intervention, um wichtige Prozesse beim Klienten anzuregen, die der Klient aber nicht vollziehen will. Eine solche Art der Intervention wird als *konfrontative Intervention* bezeichnet. Und es gilt: *Jede konfrontative Intervention „kostet" den Therapeuten Beziehungskredit.*

Der Therapeut weiß, dass seine Intervention gegen die Intention des Klienten läuft, er macht sie aber dennoch: Weil er überzeugt ist, dass der Klient ein Problem eben nur dann bearbeiten und lösen kann, wenn er sich bestimmten Problemaspekten und Inhalten stellt.

Der Therapeut leitet aus seinem Klienten-Modell Prozessziele ab, die wichtig sind, aber die nur durch konfrontative Interventionen zu realisieren sind.

Der Therapeut hält damit konfrontative Interventionen für erforderlich, er geht davon aus, dass ohne solche Konfrontationen ein Prozess-Fortschritt nicht möglich sein wird und die Therapie damit nicht erfolgreich sein kann.

Er realisiert konfrontative Interventionen, weil sie erforderlich sind, nicht um den Klienten zu ärgern: Er „will dem Klienten nichts", sondern er will dem Klienten dadurch effektiv helfen!

Unabhängig von den positiven therapeutischen Intentionen sind die Interventionen aber für den Klienten unangenehm: Der Klient „bucht" dem Therapeuten damit immer Beziehungskredit ab, unabhängig davon, wie konstruktiv die Intervention inhaltlich wirken mag!

1.3   Wirkung konfrontativer Interventionen

Eine Therapeutin sollte sich darüber im Klaren sein, dass konfrontative Interventionen, selbst wenn sie konstruktiv wirken, immer *zwei Wirkungen* haben:

- Sollte ein Klient diese Intervention akzeptieren und umsetzen, hat dies einen massiv konstruktiven Effekt auf den Therapie-Prozess.

- *Eine solche Intervention „bucht dem Therapeuten aber immer (mehr oder weniger viel) Beziehungskredit ab.*

Daher sind dies Interventionen, die man nicht „mal so" realisieren kann, sondern für die man Voraussetzungen schaffen und deren Effekte man als Therapeut durchdenken sollte. Und das bedeutet auch, dass es Phasen im Therapie-Prozess gibt, in denen konfrontative Interventionen (hochgradig) kontraindiziert sind: Realisiert ein Therapeut sie dennoch, kann die Beziehung in eine ernste Krise geraten.

Daher gilt die therapeutische Regel: Ein Therapeut sollte immer erst ausreichenden Beziehungskredit schaffen, bevor er konfrontative Interventionen realisiert.

Daher sollten Therapeuten solche Arten von Interventionen bei persönlichkeitsgestörten Klienten in der ersten Therapiephase *gar nicht* verwenden, da in dieser erst einmal Beziehungskredit geschaffen werden muss!

1.4   Ziele konfrontativer Interventionen

Konfrontative Interventionen dienen dazu, den Klienten dazu zu veranlassen, sich konstruktiv mit bestimmten problematischen oder problem-bedingten Inhalten zu befassen: Sie zu klären, sie zu bearbeiten u. a. *Damit dienen konfrontative Interventionen dazu, die Bearbeitung des Klienten zu verbessern*: Konfrontative Interventionen sind demnach Interventionen auf *Bearbeitungsebene*.

Eine konfrontative Intervention realisiert der Therapeut, wenn er den Eindruck hat, dass der Klient bestimmte relevante Aspekte nicht (genügend) berücksichtigt: Wenn er z. B. die Kosten seines Handelns nicht erkennt (bzw. nicht erkennen will), wenn er nicht erkennt, dass er die Kosten selbst durch sein Handeln *erzeugt* (z. B. dass Interaktionspartner durch das Setzen von Regeln verärgert werden). Erkennt er jedoch nicht, dass er selbst der Verursacher der Probleme ist, hat er auch keinerlei Motivation, sein Handeln zu ändern und an seinen Problemen zu arbeiten.

Vermeiden Klienten solche Inhalte, dann haben sie die *Intention,* sie zu vermeiden: Und das bedeutet, dass ein Therapeut nicht damit rechnen kann, dass Klienten sich „von sich aus" diesen Inhalten irgendwann zuwenden.

Damit sind konfrontative Interventionen in vielen Fällen die einzige therapeutische Möglichkeit, bestimmte Inhalte zum Thema des Prozesses zu machen. Sie dienen somit dazu, Bedingungen zu schaffen, die für den weiteren psychotherapeutischen Prozess unumgänglich sind. Sie sollen die Bereitschaft beim Klienten fördern, sich mit bestimmten Aspekten und Fragestellungen auseinanderzusetzen, ohne die eine weitere Klärung und Bearbeitung dieser Inhalte nicht möglich wäre.

Konfrontative Interventionen sind damit besonders dann essentiell, wenn Klienten im Therapieprozess *keine ausreichende Änderungsmotivation aufweisen:* Sie kommen in Therapie, um ihre „Kosten zu reduzieren", aber sie wollen an sich selbst gar nichts ändern, weil sie auch gar nicht erkennen, dass dies erforderlich ist.

Eine hohe Änderungsmotivation von Klienten ist jedoch eine absolut notwendige Bedingung für einen konstruktiven Therapieprozess und ein gutes Therapie-Ergebnis (Sachse & Kramer, 2023; Sachse, Langens & Sachse, 2018). Dabei bedeutet *„Therapie-Motivation"*, dass ein Klient Kosten wahrnimmt und diese Kosten unangenehm findet („Leidensdruck"): Das veranlasst ihn, eine Therapie aufzusuchen. Das impliziert jedoch noch keineswegs, dass er selbst etwas verändern will oder dass er die Absicht hat, aktiv in oder an der Therapie mitzuarbeiten: Der Klient kann erwarten, dass der Therapeut sein Problem löst, ihm bessere Strategien zur Manipulation von Interaktionspartnern beibringt o.ä. Therapie-Motivation impliziert *keineswegs* Änderungsmotivation!

Änderungsmotivation geht darüber weit hinaus (Sachse, 2015b; Sachse, Langens & Sachse, XXX). Diese erfordert,

- dass der Klient erkennt, dass er Kosten *hat,*
- dass er diese Kosten nicht will *und*
- dass er erkennt, dass er diese Kosten *selbst erzeugt,* d. h. dass er die Verantwortung für sein Handeln und seine Kosten übernimmt,
- dss er erkennt, dass er *aktiv* etwas tun muss, um seine Kosten zu reduzieren, d. h., dass er *Verantwortung* für eine Veränderung übernimmt,
- dass er sich für eine therapeutische Arbeit *entscheidet.*

Reicht die Änderungsmotivation der Klienten nicht aus, dann muss ein Therapeut konfrontative Interventionen realisieren, denn sonst „dümpelt" die Therapie vor sich hin.

Das Problem geringer Änderungsmotivation tritt vor allem bei Klienten mit Persönlichkeitsstörungen auf, da diese Störungen „ich-synton" sind: Das bedeutet, dass die Klienten die wirklich problematischen Aspekte (wie Manipulationen, Tests, Regeln usw.) gar nicht als Problem erkennen. Die Klienten werden diese Aspekte nur mithilfe konfrontativer Interventionen als relevant erkennen können (vgl. Sachse, 2001, 2004, 2013, 2019, 2022; Sachse & Kramer, 2023).

Abbuchen von Beziehungskredit

2

Konfrontative Interventionen laufen, wie schon gesagt, immer *gegen die Intention des Klienten:* Das wird der Klient erst einmal nicht zu schätzen wissen, er fühlt sich gestört, „schlecht behandelt", „missverstanden" und kann sogar (stark) ärgerlich werden (vgl. Sachse, 2019, 2022).

Damit „buchen" konfrontative Interventionen dem Therapeuten immer Beziehungskredit ab. *Und das umso stärker, je stärker der Therapeut gegen die Intentionen des Klienten „verstößt".* Ist dem Klienten ein Inhalt „unangenehm" und der Therapeut thematisiert diesen, dann fühlt sich der Klient „gestört": Er bucht dem Therapeuten vergleichsweise wenig Beziehungskredit ab.

Realisiert ein Klient jedoch in hohem Maße ein Image wie „ich habe keine Verantwortung und kann für gar nichts was" und den Appell „akzeptiere das und stelle es nicht infrage", dann macht der Klient dem Therapeuten deutlich, dass er diese Inhalte auf keinen Fall in Frage gestellt haben möchte! Konfrontiert der Therapeut hier dennoch, dann kann diese konfrontative Intervention den Klienten massiv verärgern. Eine solche konfrontative Intervention kann den Therapeuten *massiv* Beziehungskredit kosten!

> **Übersicht**
> Das bedeutet: In der Regel buchen alle konfrontativen Interventionen Beziehungskredit ab. Es gibt jedoch „weiche" Konfrontationen, die nicht stark gegen Intentionen verstoßen und diese kosten den Therapeuten vergleichsweise wenig Beziehungskredit.

R. Sachse und B. Kuderer, *Konfrontative Interventionen in der Psychotherapie,* essentials, https://doi.org/10.1007/978-3-662-69486-2_2

> Es gibt aber auch „harte" Konfrontationen, die massiv Beziehungskredit kosten.

Für einen guten Therapie-Prozess ist aber ein hohes Maß an *Vertrauen* von entscheidender Bedeutung: Ein Klient sollte *der Person und der Kompetenz des Therapeuten vertrauen.* Das ist es, was wir mit *Beziehungskredit* meinen: Der Klient nimmt an, dass der Therapeut ihm „auch dann nichts will", wenn er unangenehme Interventionen macht, er „hält dem Therapeuten einiges zugute" oder anders formuliert: Bei hohem Beziehungskredit „kann sich der Therapeut einiges leisten" und eben auch konfrontative Interventionen, die solchen Kredit abbuchen!

Hohes Vertrauen bedeutet, dass das „Beziehungskonto" des Therapeuten gut gefüllt ist, er sich also konfrontative Interventionen „leisten" kann. Ist das Beziehungskonto „leer", bringen konfrontative Interventionen alles ins Minus: Der Klient fängt an, dem Therapeuten zu *misstrauen:* Er wird vorsichtig, lässt sich nicht mehr auf Prozesse ein, wird defensiv, u. U. sogar reaktant usw. D. h.: Der Therapieprozess verschlechtert sich exponentiell.

Deshalb sollte ein Therapeut „sein Beziehungskonto nie überziehen", also nie durch konfrontative Interventionen in stark negative Bereiche gelangen: Im Extremfall kann das dazu führen, dass der Klient die Therapie abbricht!

Eine sehr wichtige Konsequenz aus dieser Überlegung ist, dass ein Therapeut, der mit jeder konfrontativen Intervention Beziehungskredit abbucht, *nie zu viele konfrontative Interventionen hintereinander realisieren sollte.*

Übersicht

Die Regel lautet: Ein Therapeut sollte nach konfrontativen Interventionen immer wieder eine Zeit lang Interventionen realisieren, *die Beziehungskredit schaffen:* Dies sind z. B. Interventionen einer komplementären Beziehungsgestaltung.

Und: Therapeuten sollten im Therapie-Prozess auch konfrontative Interventionen erst dann realisieren, wenn sie

- davon ausgehen können, dass sie (wieder) über ausreichenden Beziehungskredit verfügen und
- wenn sie ungefähr abschätzen können, wieviel Beziehungskredit ihre konfrontative Intervention kosten wird.

Daraus folgt, dass ein Therapeut in Phase 1 (Beziehungsaufbau) der Therapie
so gut wie nie konfrontieren sollte: Da er hier noch sehr wenig Beziehungskredit hat und an dessen Aufbau arbeitet, sind konfrontative Interventionen hier
kontraindiziert.

Die resultierenden Regeln sind:

- Schaffe als Therapeut immer erst ausreichend Beziehungskredit, bevor
  du konfrontative Interventionen realisierst.
- Schätze immer ein, wieviel Beziehungskredit eine konfrontative Intervention „kosten" wird und ob der Beziehungskredit dies trägt.
- Realisiere immer konfrontative Interventionen und komplementäre Interventionen abwechselnd.

Womit wird ein Klient konfrontiert?

3

Man kann überlegen, wann, bei welchen Anlässen, ein Therapeut konfrontative Interventionen realisieren sollte, d. h. unter welchen Bedingungen der Therapeut den Eindruck hat, dass ein Klient sich mit bestimmten Inhalten auseinandersetzen sollte, die er vermeidet.

Gründe für Konfrontationen sind voe allem *Diskrepanzen,* die dem Therapeuten auffalien. Hier kann man drei Arten von Diskrepanzen unterscheiden:

Inhaltliche Diskrepanzen
Der Klient realisiert widersprüchliche Aussagen. Er sagt zu einem Zeitpunkt X und zu einem anderen non-X. Z. B.:

- „Meine Beziehung ist völlig problemlos." Und später:
- „Ich habe oft Streit mit meiner Partnerin." Der Therapeut hat dabei die Hypothese, dass ein relevantes Problem vorliegt (Beziehungsprobleme), die der Klienten jedoch herunterspielt, vermeidet usw. In diesem Fall konfrontiert der Therapeut den Klienten mit diesen Diskrepanzen. Dabei ist immer zu beachten:
- Der Therapeut betrachtet Widersprüche nicht als etwas, das man nicht haben sollte: Jeder Mensch ist voll von Widersprüchen!
- Er betrachtet solche Widersprüche lediglich als *wichtige Informationsquellen,* deren Verfolgung zu hoch relevanten Inhalten führen kann!
- Daher kann er den Klienten mit den Widersprüchen konfrontieren, z. B.: „Sie sagten, Ihre Beziehung sei völlig problemlos, aber Sie sagen nun auch, dass sie sich häufig streiten. Mögen Sie mal über den Streit sprechen?"
- In jedem Fall vermittelt der Therapeut dabei:

R. Sachse und B. Kuderer, *Konfrontative Interventionen in der Psychotherapie,* essentials, https://doi.org/10.1007/978-3-662-69486-2_3

- Der Widerspruch ist ok, ich (Therapeut) kritisiere Sie (Klient) in keiner Weise dafür.
- Das Thema ist aber wichtig, daher lade ich Sie ein, darüber zu sprechen.

Diskrepanzen zwischen Kommunikationskanälen
In jeder Kommunikation sendet eine Person Signale auf dem verbalen, paraverbalen und nonverbalen „Kanal". Die Person

- gibt verbale (explizite) Informationen als Inhalte,
- sie spricht dabei in bestimmter Weise: sie macht Pausen, Betonungen, Dehnungen, spricht in unterschiedlicher Lautstärke usw.,
- sie begleitet ihre verbalen Aussagen mit Gesten, bestimmten Gesichtsausdrücken, Körperhaltungen.

Diese Signale können konsistent sein, einander ergänzen, illustrieren usw. Die Informationen der einzelnen Kanäle können sich aber auch (eklatant) widersprechen: In diesem Fall spricht man von „Signal-Inkongruenzen". So kann ein Klient verbal behaupten, es gehe ihm gut und alles sei in Ordnung. Er sitzt jedoch sehr angespannt, seine Mimik ist starr, seine Stimme wirkt abweisend usw.

Hier sollten Therapeuten beachten, dass Klienten zu Therapiebeginn hoch defensiv sind, also verbal Images senden („es geht mir gut") und nonverbal jedoch klar signalisieren, dass das nicht stimmen kann. Da ein Therapeut zu Therapiebeginn (sehr!) wenig Beziehungskredit hat, sollte er den Klienten hier *auf keinen Fall* mit solchen Widersprüchen konfrontieren: Der Klient kann sich „durchschaut" fühlen, den Eindruck haben, dass er Informationen nicht kontrollieren kann usw., *was die Therapie für den Klienten hoch aversiv machen kann.* Es gibt Therapeuten, die eine solche Vorgehensweise für besonders „clever" halten, psychologisch gesehen ist das aber eindeutig nicht der Fall.

Diskrepanzen zwischen der Einschätzung des Klienten und der Einschätzung des Therapeuten
Der Klient stellt einen Inhalt in bestimmter Weise dar, z. B. sagt er, dass er an einem Problem keinen Anteil habe und ein „Opfer" sei (z. B.: „Ich werde gemobbt und ich kann nichts dafür, ich mache doch nichts!").

Es ist eine therapeutische Grundüberlegung, dass an einem Interaktionsproblem nahezu immer *zwei* Personen beteiligt sind: Das bedeutet, dass *beide* an dem Problem einen Anteil haben, den sie therapeutisch klären und bearbeiten sollten. Sicher: Man kann durchaus Opfer eines bösartigen Psychopathen werden, doch in aller Regel ist eine „Opferkonstruktion" eine Exkulpierung.

Das sollte ein Therapeut natürlich immer klären und in seinem Klienten-Modell vermerken. Der Therapeut hat aufgrund seines Klienten-Modells den Eindruck, dass der Klient durch sein Handeln einen großen Beitrag an dem Problem hat, den er jedoch systematisch ausblendet. Daher ist es sehr unwahrscheinlich, dass eine Person „nur" Opfer ist. Und der Therapeut nimmt an, dass der Klient das Problem nur dann lösen kann, wenn er seinen Anteil erkennt, klärt und *sein* Handeln ändert. In diesem Fall konfrontiert der Therapeut den Klienten mit seinem Eindruck, z. B.:

- Therapeut: „Wissen Sie, es ist sehr wichtig zu verstehen, wie dieses „Mobbing" genau abläuft. Daher bitte ich Sie, mir einmal genau zu schildern, was Sie tun, was Maier daraufhin tut und wie Sie darauf reagieren, was Maier tut usw."
- Klient: „Ich habe Maier gesagt, er soll sich um Vorgang X kümmern."
- Therapeut: „Wie haben Sie ihm das gesagt?"
- Klient: „Ich denke, ich habe ihm das deutlich gesagt."
- Therapeut: „Was glauben Sie, wie das auf Maier gewirkt hat?"
- Klient: „Das ist doch egal. Er hat das zu tun."
- Therapeut: „Sie möchten auf das, was Maier denkt und fühlt, keine Rücksicht nehmen."
- Klient: „Warum sollte ich?"
- Therapeut: „Wie würden Sie sich fühlen, wenn jemand auf Sie keine Rücksicht nehmen würde?"
- Klient: „Das fände ich scheisse."
- Therapeut: „Und Sie denken, Maier findet das nicht scheisse? Und Sie wundern sich, dass Maier angepisst ist?"

Dieser dritte Fall spielt bei konfrontativen Interventionen im Therapie-Prozess *die wichtigste Rolle,* denn ein Therapeut, der nicht nur eine Klienten-Perspektive einnimmt (Empathie), sondern das Problem ebenfalls aus einer Außenperspektive heraus betrachtet, erkennt oft Problemaspekte, die ein Klient nicht erkennt (oder eben nicht erkennen will).

Daher ist es auch wichtig, dss Therapeuten nicht nur Empathie lernen: Sie müssen in der Lage sein, die subjektive Sichtweise von KLienten zu verstehen. Aber sie müssen ebenfalls in der Lage sein zu beurteilen, wie ein Klient mit seinem Kontext interagiert, wie dieser Kontext reagiert, denn nur so kann ein Therapeut die *Kosten* des Klienten-Handelns einschätzen.

> Dabei sind Konfrontationen des Therapeuten immer *Hypothesen,* auch wenn sie gut validiert sind: Und sie müssen vom Therapeuten auch immer als Hypothesen gekennzeichnet werden. Natürlich kann sich ein Therapeut auch irren und er kann daher dem Klienten nie eine konfrontative Intervention „aufdrücken" (s. u.).

Konfrontationen im Therapie-Prozess

4

Im Verlauf des Therapie-Prozesses kommen typischerweise bestimmte Themen auf und es ergeben sich unterschiedliche Prozessziele. Daher bieten sich in aller Regel auch bestimmte Inhalte als Gegenstand von Konfrontationen an. Daher kann man eine *Reihenfolge* angeben, in der bestimmte Inhalte „in der Regel" Gegenstand von konfrontativen Interventionen werden: Das ist natürlich nicht zwingend, sondern soll Therapeuten lediglich als eine Heuristik dienen. Die verschiedenen „Stufen" von konfrontativen Interventionen, die hier darge-stellt werden, definieren auch eine Stufenfolge davon, wie stark konfrontativ die konfrontativen Interventionen jeweils (in der Regel!) wirken, also in welchem Ausmaß sie Beziehungskredit „abbuchen".

4.1   Konfrontation mit Kosten

Klienten kennen zu Therapie-Beginn zumindest einen Teil der *Kosten,* die ihr System erzeugt: Ansonsten hätten sie gar keine Therapie-Motivation. Daher kann ein Theapeut die Klienten schon relativ früh mit Kosten konfrontieren, die der Klient als solche, zumindest zum Teil, „auf dem Schirm hat". Dennoch kann eine Konfrontation nötig sein, weil

- Klienten einen Teil der Kosten „ausblenden",
- dazu nigen, sich „Kosten schönzurechnen", also Kosten herunterzuspielen, was eine Änderungsmotivation eindeutig *senkt.* Oder der Klient realisiert andere „Selbsttäuschungsstrategien" (Sachse, 2014, 2020).

R. Sachse und B. Kuderer, *Konfrontative Interventionen in der Psychotherapie,* essentials, https://doi.org/10.1007/978-3-662-69486-2_4

Viele Kosten und Kosten-Aspekte sind dem Klienten daher unklar: Er blendet sie aus, „rechnet sich Kosten schön", erkennt manche Konsequenzen gar nicht als Kosten u. a.

Kosten salient zu machen bedeutet, dem Klienten *immer wieder zu spiegeln,* welche Kosten er hat, d. h. die Kosten dem Klienten immer wieder „auf den Schirm zu bringen", denn nur dann entfalten sie eine motivationale Wirkung und zwar im Hinblick auf *alle* Kosten, z. B.:

- *Interaktionskosten:* Krisen, Konflikte mit Interaktionspartnern, Ärger mit Partnern, Verschlechterung von Beziehungen u. a. Beispiel: Sie erleben es häufig, dass Ihre Partnerin auf Sie ärgerlich ist. Sie sehen, dass Ihre Partnerin langsam unzufrieden wird.
- *Gesundheitskosten:* Stress, Erschöpfung, ständiger Druck usw. Beispiel: Sie merken selbst, wie stark Sie erschöpft sind. Sie haben schon den Verdacht, dass Ihnen die Arbeit nicht gut tut.
- *Unzufriedenheit:* Zunehmende, nicht wirklich reduzierbare Unzufriedenheit, die sich negativ auf die Lebensqualität auswirkt. Beispiel: Sie spüren eine starke Unzufriedenheit, aber Sie wissen nicht, wie die zustande kommt. Sie haben viele Erfolge, aber die Zufriedenheit bleibt aus.

4.2   Kosten relevant machen

Die Konsequenzen, die ein Klient durch sein Handeln erzeugt, sind deshalb *Kosten,* weil der Klient *damit seine Motive frustriert, seine Ziele sabotiert, gegen eigene Normen verstößt* usw. Die Kosten sind Ereignisse, die der Klient nicht will, die ihn stören, behindern, beeinträchtigen, die seine Ziele sabotieren oder die zu aversiven Zuständen führen.

Und das kann in sehr unterschiedlichem Ausmaß der Fall sein: Manche Konsequenzen sind unangenehm, aber nicht sehr relevant: Sie kosten den Klienten nicht viel.

Manche Kosten sind dagegen sehr unangenehm: Ist es einem Klienten sehr wichtig, Anerkennung oder Wichtigkeitssignale zu erhalten und er verhält sich so, dass er genau *das nicht bekommt,* dann kostet ihn das sehr viel!

Kosten sind daher immer im Hinblick auf Motive, Ziele oder Normen *relevant:* Einige Kosten sind wenig relevant, andere hoch relevant.

Der Klient kann nun aber auch die *Relevanz ausblenden:* Im Grunde beeinträchtigt ihn eine Konsequenz (ständige Krisen u. a.) sehr stark, er versucht jedoch, dies auszublenden oder sich wieder „schönzurechnen". Klienten auf diese

Aspekte immer wieder aufmerksam zu machen ist deshalb so wichtig, weil die Kosten „schönzurechnen" bedeutet, dass die Klienten ihre Kosten lebbar machen und damit ihre Änderungsmotivation stilllegen.

Daher ist es hier sehr wesentlich, den Klienten immer wieder *mit der Relevanz der Kosten zu konfrontieren!* Z. B.: „Sie haben ein *starkes* Bedürfnis nach einer harmonischen Beziehung, aber sie merken, dass es ständig kriselt. Und das belastet Sie *sehr stark.*"

Hier ist es auch wichtig, den Klienten damit zu konfrontieren, dass sich das Problem *verschlimmert* und nicht „von selbst" verbessert: Dass er also nicht auf spontane Effekte oder auf einen „Erlöser" warten kann.

Beispiele: Sie hoffen stark, dss sich Ihre Beziehung nicht verschlechtert, aber im Grunde bemerken Sie längst, dass das der Fall ist und das beunruhigt Sie stark. Mein Eindruck ist, dass Sie auf jemanden warten, der das Problem für Sie löst. Aber wer soll das sein? Und wann soll das kommen? Ich denke, Sie haben nur die Wahl zwischen zwei Alternativen: Sie arbeiten mit mir aktiv an der Lösung ihres Problems oder das Problem wird so bleiben, wie es ist.

Wir nennen diese Intervention die „Alternativen-Konfrontation": Sie macht dem Klienten klar, dass er letztlich nur die Wahl zwischen zwei (!!) Alternativen hat:

- Er ändert etwas und sein Zustand kann sich verbessern.
- Er ändert nichts: Dann bleibt sein Zustand gleich oder verschlechtert sich weiter.

Tertium non datur: Es gibt keine dritte Alternative!

Und: Man kann sich nicht nicht entscheiden! Sich nicht zu entscheiden bedeutet immer, dass man sich für die Alternative entscheidet, nichts zu tun. Und auch damit muss man u. U. konfrontieren.

Konfrontationen mit der Relevanz von Kosten wirken in der Regel deutlich konfrontativer als eine Konfrontation mit den Kosten selbst.

4.3   Dem Klienten deutlich machen, dass er Kosten selbst erzeugt

Natürlich erzeugt der *Klient* durch sein System, seine Schemata, Regeln und letztlich durch sein Handeln *die Kosten selbst.* Die Kosten werden nicht durch andere, „die Umstände" o. a. erzeugt und sie fallen dem Klienten auch nicht aus dem Zentrum der Galaxis in den Schoß!

Gerade diesen Aspekt blenden Klienten besonders gerne aus, *weil er bedeutet, dass sie für ihr Handeln Verantwortung übernehmen müssten* und das ist natürlich hoch aversiv!

Um aber irgendeine Art von *Änderungsmotivation* zu erreichen, ist es unbedingt erforderlich, dass ein Klient erkennt und akzeptiert, *dass er die Kosten verursacht.* Denn nur dann kann er begreifen,

- dass die Ursachen der Probleme bei ihm liegen,
- dass er deshalb der Einzige ist, der das Problem letztlich lösen kann,
- dass er sich dazu entscheiden muss, es anzugehen (*falls* er es lösen will!),
- dass er dazu Anstrengung aufwenden muss, sich unangenehmen Inhalten stellen muss und dass er im Therapie-Prozess *aktiv* mitarbeiten muss.

Der Therapeut stellt also hier *Zusammenhänge* her zwischen Problemaspekten des Klienten, also z. B. *seinen* Schemata, *seinen* Regeln, *seinen* Normen, *seinem* Handeln und den unangenehmen Konsequenzen, die *daraus* resultieren. Beispiele: Das sich die Beziehung zu Ihrer Partnerin verschlechtert, geht doch, wie wir deutlich gesehen haben, auf Ihr *eigenes Handeln* zurück. *Sie* sind derjenige, der das Problem erzeugt. Es ist natürlich angenehm zu glauben, andere würden Ihre Probleme verursachen, aber Ihre Probleme sind doch offensichtlich bei allen Partnern sehr ähnlich. Das zeigt doch auch, dass Sie die Probleme durch *Ihr* Handeln erzeugen.

Diese Art von konfrontativen Interventionen *kann besonders konfrontativ wirken,* vor allem dann, wenn ein Klient die starke Intention hat, die Verantwortung *nicht* zu übernehmen (also z. B. wenn er „Opfer-Spiele" realisiert u. a.).

4.4   Konfrontation mit Manipulationen

Bei Klienten mit Persönlichkeitsstörungen muss man davon ausgehen, dass sie (in mehr oder weniger starkem Ausmaß) Interaktionspartner manipulieren. Sie veranlassen Interaktionspartner durch intransparente Strategien dazu, Dinge für sie zu tun, die sie eigentlich gar nicht tun wollen. Und wenn dieses Handeln bereits in hohem Maße Interaktionsprobleme erzeugt, dann verstößt der Klient stark gegen die Reziprozitätsregel: Er nimmt vom Partner mehr, als er zurück gibt, er „beutet den Partner aus": Und wenn er dies weiterhin tut, wird der Partner immer unzufriedener werden und die Partnerschaft wird mit hoher Wahrscheinlichkeit scheitern.

Beutet ein Klient den Interaktionspartner dadurch aus, also holt er sich mehr aus der Beziehung heraus als er zurückgibt, führt dies mit extrem hoher Wahrscheinlichkeit zu interaktionellen Krisen, also hohen Kosten. Und dies muss der Klient erkennen und er muss sich dazu entscheiden, sein Handeln zu ändern, *falls* er seine Beziehung „retten" oder verbessern will.

> Will der Klient solche Kosten nicht, dann muss er erkennen,
>
> - *dass* er manipuliert,
> - *wie* er manipuliert,
> - *warum* er manipuliert,
> - welche Effekte er damit bei Interaktionspartnern (kurz- und langfristig) bewirkt.

Und vor allem: Erst wenn er alle diese Aspekte realisiert, kann er sich dazu entschließen, mit der Manipulation aufzuhören und mit dem Therapeuten alternative Handlungsstrategien zu entwickeln.

Vielfach erkennen Klienten gar nicht (und/oder *wollen* nicht erkennen), dass sie manipulieren und deshalb kann eine solche konfrontative Intervention des Therapeuten sehr viel Beziehungskredit kosten!

Das ist aber auch störungsabhängig: So wirkt eine konfrontative Intervention im Hinblick auf Manipulation bei narzisstischen Klienten meist weniger konfrontativ als bei histrionischen Klienten.

Ein Therapeut kann z. B. eine Klientin damit konfrontieren,

- dass sie (auf der Spielebene) das interaktionelle Ziel hat: „Ich muss die Wichtigste sein!";
- dass sie daraus die Regel ableitet: „Alle haben mich wie die Wichtigste zu behandeln.";
- dass sie diese Regel von allen aktiv einfordert;
- dass sie sauer wird und andere aktiv straft, wenn sie der Regel nicht folgen;

- und dass sie damit alle Interaktionspartner sauer macht;
- und dass sie das im Grunde genommen aber nicht will.

Der Therapeut kann einen Klienten damit konfrontieren,

- dass er ständig Imges sendet, wie toll, großartig usw. er ist;
- dass er Appelle sendet, dass man ihn loben, toll finden, bestätigen soll;
- dass er solche Images und Appelle immer in allen Situationen sendet;
- dass er sauer wird, wenn andere das nicht tun;
- dass er auf die Dauer damit alle nervt und das Gegenteil von dem erreicht, was er will.

Beispiele:

- „Sie scheinen davon auszugehen, dass es Ihnen zusteht, dass Ihre Partnerin Ihne den Rücken freihält, ohne dass Sie ihr dafür etwas zurückgeben. Aber Sie merken, dass Ihre Partnerin sauer reagiert."
- „Sie zwingen Ihren Partner durch Ihre Ängste dazu, immer bei Ihnen zu sein und sich ständig um Sie zu kümmern. Und Sie sind offenbar auch nicht bereit, etwas gegen Ihre Ängste zu tun, denn dann könnten Sie Ihren Partner nicht mehr kontrollieren."

4.5   Konfrontation mit Regeln

Vor allem ist eine Konfrontation mit einem *Regel-Setzer-Verhalten* sehr wichtig, da eine der Hauptursachen für interaktionelle Probleme sein kann, Interaktions-partnern massive Regeln zu setzen und diese brachial durchzusetzen.

Therapeuten sollten nun deutlich machen, dass es *im Prinzip* völlig ok ist, Erwartungen an Interaktionspartner zu haben, also Regeln zu setzen. Das Problem ist nicht die Regel an sich, sondern

- die Absolutheit der Regel,
- das Ausmaß des Anspruchs an den Interaktionspartner,
- die kompromisslose Durchsetzung,
- die Art der Vermittlung der Regel,
- die Tendenz, Interaktionspartner zu strafen.

Diese Aspekte sollte ein Klient genauer prüfen: Analysiert man Regeln, dann erkennt man, dass eine Regel eine „innere Struktur" hat, d. h. dass sie aus mehreren Teilaspekten besteht. Mit jedem dieser Aspekte kann ein Therapeut den Klienten konfrontieren.

Nehmen wir als Beispiel eine Regel, die NAR in dieser Art häufig aufweisen: Sie wollen nicht von Interaktionspartnern behindert werden.

Regel: „Man hat mich nicht zu behindern! Und wenn doch, darf ich dagegen vorgehen!"

So sagt ein Klient: „Wenn ich Auto fahre und vor mir fährt ein Radfahrer auf der Straße und daneben ist ein Radweg, dann habe ich ehrlich gesagt die Tendenz, den Kerl umzufahren."

Analysieren wir nun die Einzelaspekte genauer.

Die Regel selbst

Dem Klienten soll deutlich werden, dass er klare Erwartungen an Interaktionspartner hat, dass er also *Regeln setzt.*

Daher sollte ein Therapeut die vom Klienten eher implizit formulierte Regel *explizit* formulieren und zwar klar, deutlich, kurz.

Im obigen Beispiel kann ein Therapeut sagen: „Sie haben die Regel: Wer mich behindert, stirbt."

Natürlich wird der Klient sofort sagen, dass er keine Fahrradfahrer „umnietet" und er hat sicher genug Emotions- und Handlungskontrolle, das auch nicht zu tun.

Aber: Die Phantasie hat er trotzdem und daran zeigt sich die Regel sehr klar.

Also sagt der Therapeut: „Ich bin sicher, dass Sie es nicht wirklich tun. Aber Sie haben ganz eindeutig die Phantasie, es zu tun. Und damit ist klar, dass Sie diese Regel aufweisen."

Implizite Legitimation zur Regel

Narzisstische Klienten gehen immer ganz selbstverständlich davon aus, dass sie legitimiert sind, eine solche Regel zu setzen und durchzusetzen. Dabei ist ihnen das meist gar nicht explizit bewusst, daher sprechen wir von einer „impliziten Legitimationsannahme".

Und natürlich ist diese Legitimationsannahme eine krasse Selbsttäuschung (Sachse, 2020). Natürlich hat der Klient in gar keiner Weise die Legitimation, etwas Derartiges zu tun.

Was er tut ist vielmehr eine krasse soziale Unverschämtheit.

Der Therapeut sollte daher dem Klienten deutlich machen, *dass* er eine solche Annahme hat.

So kann der Therapeut z. B. sagen: „Offenbar gehen Sie davon aus, dass Sie von anderen fordern dürfen, Sie nicht zu behindern."

Oder: „Sie gehen davon aus, dass Sie das Recht haben, diese Regel durchzusetzen."

Das genügt aber nicht: Der Therapeut muss die Legitimationsannahme *auch infrage stellen,* damit dem Klienten deutlich wird, dass er keineswegs über eine solche Legitimation verfügt.

Dazu macht ein Therapeut ein relativ einfaches Statement: „Bitte erläutern Sie mir, woraus Sie das Recht ableiten, eine solche Regel aufzustellen (und durchzusetzen)."

Meist wird dem Klienten aufgrund einer solchen Intervention schlagartig bewusst, dass er überhaupt keine Legitimation aufweist: Und das ist ihm sofort sehr unangenehm. Daher wirkt diese Konfrontation meist *sehr* konfrontativ.

Straftendenz

Der Therapeut sollte dem Klienten deutlich machen, dass er eine starke Tendenz hat, die Person, die sich nicht an die Regel hält, zu bestrafen: Entweder real oder in der Phantasie.

Therapeut: „Wenn jemand Sie behindert, haben Sie eine starke Tendenz, die Person zu bestrafen."

Wiederum kann der Klient äußern, dass er das nicht tun würde und wiederum kann der Therapeut deutlich machen, dass der Klient es in der Phantasie sehr wohl tut. Und in der Phantasie wird diese Tendenz sehr deutlich.

Implizite Legitimation zur Strafe

Der Klient weist in aller Regel auch eine implizite Annahme auf, legitimiert zu sein, einen Interaktionspartner strafen *zu dürfen,* wenn der sich nicht an *seine* Regeln hält.

Auch hier ist dies eine Selbsttäuschung und diese Annahme ist eine noch größere soziale Unverschämtheit, als die Legitimationsannahme zur Strafe.

Daher sollte der Therapeut auch diese Annahme explizit machen: „Wenn ich Sie richtig verstehe, dann sind Sie der Ansicht, dass Sie das Recht haben, andere zu bestrafen, wenn die sich nicht an Ihre Regel halten."

Und auch hier kann der Therapeut den Klienten wieder auffordern, seine Legitimation zu begründen: „Bitte erläutern Sie mir, was Sie genau berechtigt, andere zu strafen, wenn die Ihre Regel nicht befolgen."

Diese Intervention wirkt meist noch etwas konfrontativer als das In-Frage-Stellen der Regel-Legitimation, denn dem Klienten wird sofort klar, dass es *gar keine Legitimation* geben kann.

Unverhältnismäßigkeit der Strafe

In aller Regel sind die Strafen, die die Person über Interaktionspartner verhängen, die sich nicht an eine Regel halten, unverhältnismäßig hoch: Dies liegt daran, dass sie sich ärgern und daher massive Strafphantasien (und manchmal auch Handlungen) entwickeln.

Im obigen Beispiel steht auf Behinderung die Todesstrafe, was, juristisch gesehen, ein äußerst hohes Strafmaß darstellt.

Auch damit kann/sollte der Therapeut den Klienten konfrontieren: „Mein Eindruck ist, dass Sie die Tendenz haben, die Person, die Ihre Regel verletzt, sehr heftig zu bestrafen."

Und: „Warum genau tun Sie das?"

Persönliche Betroffenheit

Weist ein Klient eine starke Regel auf, dann hat er eine starke Erwartung.

Emotionstheoretisch bedeutet es, eine Erwartung zu haben, dass eine Frustration der Erwartung zu *Ärger* führt und eine Frustration einer starken Erwartung zu *starkem Ärger.*

Dieser Ärger macht dann sehr deutlich, dass die Person durch die Regelverletzung *persönlich betroffen* ist. *Und dies beweist, dss es sich um ihre persönlich relevante Regel handelt.*

Das zu sehen ist wichtig, weil Klienten manchmal die Tendenz haben, ihre persönlichen Regeln zu tarnen (vgl. Punkt 9): Sie tun so, als habe die Regel nichts mit ihnen zu tun, sondern als „zitierten sie nur eine allgemeingültige Regel".

Lässt der Therapeut den Klienten eine solche Strategie durchgehen, dann kann die Regel nicht therapeutisch bearbeitet werden: Daher muss der Therapeut dem Klienten deutlich machen, dass die Regel *seine Regel, seine persönliche Regel und seine persönlich relevante Regel ist,* für die *er* die Verantwortung übernehmen muss. Und dass er auch die Verantwortung übernehme muss für die *Kosten,* die aus der Regel resultieren.

Daher sollte der Therapeut deutlich machen: „Wenn ich es richtig sehe, ärgern Sie sich (sehr stark) darüber, dass Sie behindert werden."

Fast immer stimmt der Klient diesem Statement zu. Und dann sagt der Therapeut: „Wenn Sie sich ärgern, dann zeigt das doch sehr deutlich, dass diese Regel Ihre eigene, persönliche Regel ist. Es ist nicht eine allgemeine Regel, die Sie nur zitieren. Es ist vielmehr Ihre Regel, die Sie persönlich setzen und durchsetzen."

Implizite Telepathie-Annahme

Klienten, die eine Regel setzen, gehen meist davon aus, dass „sich die Regel von selbst versteht", dass andere die Regel doch kenne oder erschließen können müssten, dass man es einem Interaktionspartner also nicht extra sagen muss.

Ein NAR, der in der Stadt morgens zur Arbeit mindestens 60 km/h fahren will („freie Fahrt für freie Narzissten"), geht davon aus, dass wenn er sich mit seinem Benz einem Fiat t00 nähert, der 45 km/h fährt, dass diesem Fahrer klar sein muss, dass er zur Seite zu fahren hat: Das versteht sich doch wohl von selbst.

Damit wird deutlich, dass der Klient eine implizite Telepathie, oder besser gesagt Telesende-Annahme macht: Hier ist es wesentlich, dem Klienten deutlich zu machen, dass die Fähigkeit zur Telepathie in diesem Teil der Galaxie extrem selten ist.

Therapeut: „Offenbar gehen Sie davon aus, dass der Interaktionspartner von sich aus wissen muss, dass Sie nicht behindert werden wollen und dann sofort reagiert."

Therapeut: „Erläutern Sie mir bitte, wie ein Interaktionspartner Ihre Erwartungen kennen soll, wenn Sie ihm diese gar nicht mitteilen."

Abschaltung von Empathie

In allen Situationen, in denen Interaktionspartner „eine Regel des Klienten brechen", könnte der Klient nachsichtig sein und empathisch reagieren.

Bei dem Langsamfahrer könnte der Klient z. B. denken: „Okay, der kann nicht gut Autofahren. Also lasse ich ihn mal zufrieden."

Oder: „Nicht alle Fahrer sind so geniale Autofahrer wie ich. Da bin ich mal nachsichtig."

Oder: Wenn ich kurz hinter dem fahre, verliere ich höchstens 5 min und das kann ich gut kompensieren."

Das alles bedeutet *nicht,* dass ein Klient nicht empathisch sein *kann:* Vielmehr ist klar, dass Empathie es schwer machen würde, eine Regel durchzusetzen. Denn wenn ich Verständnis für den Interaktionspartner habe, ist es schwer, mich noch über ihn zu ärgern. *Daher „schalten die Klienten Empathie ab"* und damit sollte der Therapeut den Klienten konfrontieren.

Therapeut: „Sie könnten ja auch für den Langsamfahrer vor Ihnen Verständnis aufbringen. Aber das tun Sie nicht. Warum genau tun Sie das nicht?"

Tendenz zur Rechtfertigung

Rechtfertigung tritt dann auf, wenn Klienten hinsichtlich ihrer Regel Ambivalenz und damit einen inneren Konflikt verspüren. Entweder in der Form, dass sie durch beobachtete äußere Reaktionen auf ihre Regel verunsichert sind, oder dass sie selbst eine Norm haben, die ihnen diese Regel oder die Regeldurchsetzung erschwert.

Lässt der Therapeut dem Klienten die Rechtfertigung „durchgehen", kann die Regel nicht transparent gemacht und nicht bearbeitet werden.

Daher muss ein Therapeut den Klienten damit konfrontieren.

Und darauf können Therapeuten Klieneten wiederum aufmerksam machen: „Offenbar verspüren Sie selbst Zweifel, dass es angemessen ist, ihre Regel so hart durchzusetzen, weil Sie sich dafür rechtfertigen. Was veranlasst Sie denn, sich zu rechtfertigen?"

Auf alle diese Aspekte der Regelsetzerstruktur können und sollten Therapeuten ihre Klienten insbesondere bei sichtbaren Interaktionskosten aufmerksam machen. Hierbei gilt wiederum, dass die Konfrontation mit den verschiedenen Aspekten auch unterschiedlich konfrontativ wirkt. Am wenigesten konfrontativ wirkt in der Regel die Konfrontation mit der Regel selbst, sowie die Konfrontation mit der persönlichen Betroffenheit. Dies sind also Aspekte der Regelsetzerstruktur mit denen man sehr gut starten kann, um Klienten an die Konfrontation zu gewöhnen. Sehr harte Konfrontationen sind meistens die Konfrontation mit impliziten Aspekten der Regelsetzersterstruktur wie mit der impliziten Legitimationsannahme und der Legitimation zur Strafe. Daneben wirkt auch die Konfrontation mit Rechtfertigungsepisoden meist sehr konfrontativ, da Therapeuten mit dieser Konfrontation die Intention des Klienten durchkreuzen sich seine persönliche Regel „schönzurechnen" und somit keine Verantwortung für die Regelsetzung übernehmen zu müssen. Abb. 4.1 soll als Heuristik das Ausmaß der konfrontativen Wirkung mit unterschiedlichen Inhalten der Regelsetzerstruktur auf Klienten nochmal verdeutlichen:

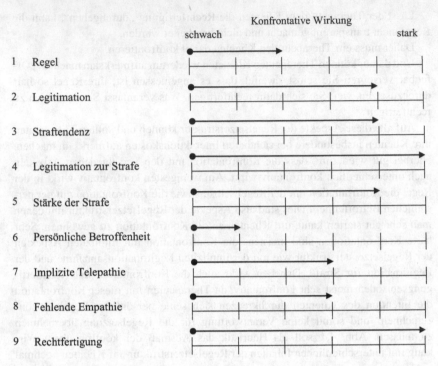

Abb. 4.1 Die konfrontative Wirkung, die bei Realisation einer Konfrontation mit dem Aspekt der Regel zu erwarten ist

Wie gestaltet ein Therapeut Konfrontationen?

5

5.1 Allgemeine Vorgehensweisen

Wie konfrontativ eine Konfrontation wirkt, hängt auch und wesentlich von der Gestaltung der Konfrontation ab: Welche Inhalte der Therapeut „transportiert", wie er die Konfrontation „einbettet", wie er formuliert u. ä.

Wichtig ist es zu überlegen, was ein Therapeut neben dem konfrontativen Inhalt noch vermitteln möchte und wie er dies vermitteln kann.

Solche wesentlichen Inhalte sind Folgende: Der Therapeut

- möchte durch konfrontative Interventionen den Klienten immer nur auf potenziell *relevante* Aspekte aufmerksam machen, d. h. er geht davon aus, dass diese Inhalte bedeutsam sind,
- er nimmt an, dass diese wichtig sind, wenn der Klient ein Problem lösen, Kosten reduzieren will usw.,
- geht immer davon aus, dass diese Annahme von ihm eine Hypothese ist,
- die allerdings so wesentlich ist, dass sie im Prozess unbedingt thematisiert werden sollte,
- will dem Klienten damit signalisieren, dass seine Interventionen dazu dienen, dem Klienten *weiterzuhelfen*
- und nicht dazu, den Klienten zu kritisieren, bloßzustellen, zu ärgern o. a.

Diese Aspekte kann der Therapeut implizit vermitteln, indem er immer respektvoll, zugewandt, freundlich, empathisch dem Klienten gegenüber ist. Der Therapeut bleibt von der Stimmlage her, vom Blickkontakt, von der Körperhaltung zugewandt und macht deutlich: „Ich bin auf Ihrer Seite, ich „will Ihnen nichts", aber ich finde es wichtig, bestimmte Inhalte zu thematisieren."

Er kann sie aber auch explizit vermitteln, indem er z. B. direkt sagt: „Ich möchte Sie hier auf einen Aspekt aufmerksam machen, den ich für wichtig halte. Ich tue das nicht, um Sie zu verärgern, sondern weil ich denke, *wenn* dieser Aspekt wichtig ist, sollten wir ihn nicht ignorieren." Der Therapeut ist auch hochgradig „widerspruchsermöglichend": Der Klient darf widersprechen und der Therapeut setzt sich dann damit auseinander.

D. h. ein Therapeut kann/sollte

- *konfrontative Interventionen immer in komplementäre Interventionen einbetten:* z. B. sollte er dem Klienten, den er mit einer Regel konfrontiert, deutlich machen, dass er verstehen kann, warum der Klient diese Regel möchte und das auch akzeptiert. Aber: Die Regel führt zu unangenehmen Konsequenzen und das sollte der Klient erkennen; Beispiel: „Ich kann durchaus verstehen, dass Sie sich ärgern. Aber es kann wichtig sein, dass Sie mal mit mir überlegen, wie Ihr Handeln auf Ihre Partnerin wirkt, denn offenbar lösen Sie viel Ärger aus."
- dem Klienten immer implizit das auch explizit signalisieren, dass er ihn nicht kritisieren will, dass er nicht meint, ein Klient dürfe keine Widersprüche aufweisen o.a. Der Therapeut sollte hier also stark *normalisieren,* also z. B. Widersprüche als normal, als unvermeidbar definieren;
- sollte eine konfrontative Intervention *widerspruchsermöglichend* sein, bedeutet auch, dass der Therapeut nur eine *Hypothese* hat, die er auf keinen Fall dem Klienten „aufdrücken" will. Daher bettet er z. B. eine Konfrontation in ein Statement ein wie: „Korrigieren Sie mich, wenn es nicht stimmt, aber mein Eindruck ist XY!"

Ein Klient kann nun auf eine Konfrontation des Therapeuten in sehr unterschiedlicher Weise reagieren: Wie er reagiert, hängt nur vom Klienten ab. Manchmal kann ein Therapeut eine Reaktion gut antizipieren, er kann aber auch völlig überrascht werden. Daher gilt: *Der Klient entscheidet, ob und wie stark eine Intervention konfrontativ wirkt, nicht der Therapeut.*

Ein Klient kann eine konfrontative Intervention

- akzeptieren: er nimmt sie an und setzt sich damit auseinander,
- nicht akzeptieren: er kann sie ignorieren, ablehnen, ärgerlich reagieren u. a.

Hier muss man allerdings eins sehen: Akzeptiert der Klient die Konfrontation nicht, dann kann das *zwei* Gründe haben:

1. Der Therapeut kann sich geirrt haben.
2. Der Therapeut liegt vollkommen richtig, der Klient ist aber noch nicht in der Lage, die konfrontative Intervention zu akzeptieren.

Dass ein Klient eine Konfrontation nicht akzeptiert, bedeutet damit in gar keiner Weise, dass diese nicht stimmt: Vielmehr kann ein Klient eine solche Konfrontation sogar deshalb ablehnen, *weil* sie stimmt!

Daher kann ein Therapeut seine Konfrontation auf keinen Fall aufgrund der Ablehnung durch den Klienten allein verwerfen, sondern muss sie vielmehr ausführlich prüfen.

Daher sollte ein Therapeut immer

- eine konfrontative Intervention gut an seinem Klienten-Modell validieren,
- seine Hypothese bei einer Ablehnung durch den Klienten nicht sofort verwerfen,
- sondern gute Bedingungen für Vertrauen schaffen, z. B. durch komplementäre Interventionen,
- dann seine Konfrontation wiederholen
- und, wenn er von ihrer Richtigkeit überzeugt ist, *mehrfach* wiederholen (in größeren Abständen).

Akzeptiert ein Klient eine Konfrontation nicht, kann ein Therapeut

- sagen, dass er sich unter Umständen geirrt hat,
- dass er sein Statement jedoch „so stehen lassen will",
- dass der Klient das aber nicht akzeptieren muss.

Ein Therapeut sollte sich niemals für seine Konfrontation entschuldigen (denn es gibt nichts zu entschuldigen) und seine Konfrontation auch nicht „zurücknehmen", sondern sie „wirken lassen". Der Therapeut gestaltet somit eine Konfrontation immer empathisch, akzeptierend und respektvoll. Er signalisiert dem Klienten *auf gar keinen Fall.* etwas wie: „Hab ich Dich erwischt, Du Schweinehund." Daraus ergibt sich auch die Regel, dass ein Therapeut einem Klienten nie dann konfrontieren sollte, wenn er selbst ärgerlich ist: Denn dann kann das genau so beim Klienten ankommen!

Aufgrund seiner Schemata kann ein Klient dennoch auf eine konfrontative Intervention „allergisch" reagieren: Dennoch sollte ein Therapeut alles tun, um von seiner Seite aus den Respekt und seine Intentionen deutlich zu machen.

5.2   Harte und weiche Konfrontationen

Ein Therapeut kann Konfrontationen durchaus sprachlich sehr unterschiedlich gestalten. Eine wichtige Unterscheidung ist hier die zwischen „weichen" und „harten" Konfrontationen.

„Weiche Konfrontationen" sind bewusst so gestaltet, dass sie wenig Beziehungskredit abbuchen, z. B. dadurch, dass der Therapeut relativ harmlose Aspekte thematisiert, dass der Therapeut die Konfrontation in viel Komplementarität einbettet o.ä. Damit werden die Interventionen bewusst sprachlich so gestaltet, dass ihre Wirkung „abgepuffert" wird.

„Harte Konfrontationen" sind dagegen solche, die durchaus auch massiv wirken sollten, d. h. den Klienten sehr deutlich auf relevante Aspekte aufmerksam machen sollen und die „nicht auf Schonung aus sind".

Tab. 5.1 stellt einige Varianten von weichen und harten Konfrontationen gegenüber.

Ein Therapeut beginnt seine konfrontative Strategie mit weichen Konfrontationen, um den Klienten langsam an die Prozesse heranzuführen. Damit dem Klienten aber letztlich völlig klar ist, worum es wirklich geht, wird ein Therapeut aber harte Konfrontationen realisieren müssen. Bei manchen Konfrontationen sollte der Therapeut aber vorher besser einmal „aufs Beziehungskonto gucken", ob er sich diese Konfrontation wirklich leisten kann.

5.3   Regeln für die Gestaltung konfrontativer Interventionen

Realisiert ein Therapeut konfrontative Interventionen, dann ist es günstig, wenn er sich dabei an einige Regeln hält.

5.3.1   Stelle fest, ob die Bedingungen für eine konfrontative Intervention gegeben sind!

Der Therapeut sollte dabei einige Einschätzungen vornehmen:

- Ist die Therapeut-Klient-Beziehung tragfähig, verfügt der Therapeut über ausreichenden Beziehungskredit?

Tab. 5.1 Beispiele für harte und weiche Konfrontationen

Charakteristika weicher konfrontativer Interventionen (KI)	Charakteristika harter konfrontativer Interventionen (KI)
Der Therapeut thematisiert Inhalte, die der Klient nicht stark vermeiden will bzw. die wenig bedrohlich sind	Der Therapeut thematisiert Inhalte, die der Klient stark vermeiden will bzw. die stark bedrohlich sind
Der Therapeut konfrontiert nicht gegen Images oder Appelle	Der Therapeut konfrontiert gegen Images oder Appelle
Der Therapeut bettet die KI in viel Komplementarität ein	Der Therapeut bettet die KI in wenig Komplementarität ein
Der Therapeut formuliert vorsichtig, stark widerspruchsermöglichend („Korrigieren Sie mich, wenn ich mich irre, mein Eindruck ist…")	Der Therapeut formuliert Inhalte sehr deutlich und macht deutlich, dass er davon überzeugt ist, dass sie für den Klienten zutreffend sind
Der Therapeut formuliert euphemistisch („Ihr Handeln scheint Ihrer Frau nicht sehr zu gefallen.")	Der Therapeut formuliert direkt und in der nötigen Intensität („Ihre Frau wird durch Ihr Handeln stinksauer.")
Bzw. der Therapeut verwendet „Weichspüler" („könnte sein", „möglicherweise", „etwas", „manchmal" u.ä.) Beispiel: „Könnte es sein, dass Sie möchten, dass Ihre Frau mehr für Sie tut?" „Möglicherweise wollen Sie nicht, dass der Partner Ihre Wünsche nicht erfüllt."	Der Therapeut verwendet solche „Weichspüler" nicht Beispiel: „Im Grunde nutzen Sie Ihre Frau aus." „Sie lassen Ihrem Partner keine Wahl: Entweder er tut, was Sie wollen oder es kracht." „Im Grunde erpressen Sie Ihren Partner."

- Kann der Therapeut in etwa einschätzen, wie konfrontativ eine konfrontative Intervention wirken wird und ob er sie sich aufgrund seines Beziehungskredits „leisten" kann? Aufgrund seines Klienten-Modells kann der Therapeut die Schemata des Klienten einschätzen, kennt die Intentionen des Klienten, kennt seine Images und Appelle und kann damit oft relativ genau einschätzen, wie ein Klient reagieren wird. Damit kann er abschätzen, ob er sich eine Konfrontation aktuell überhaupt „leisten" kann.
- Die Leitfrage für Therapeuten im Prozess lautet somit: „Kann ich mir eine konfrontative Intervention X zum Zeitpunkt Y leisten?"

Daraus folgt auch: In vielen Fällen hat ein Therapeut zwar prinzipiell Veranlassung zu einer konfrontativen Intervention, es macht jedoch aktuell keinen Sinn, sie zu realisieren oder sie ist sogar kontraindiziert. Das entspricht der therapeutischen Regel: *Nicht alles, was ein Therapeut erkennt, kann er aktuell in Handlung umsetzen!*

Es gehört zu den wesentlichsten Erkenntnissen der Psychotherapie, dass es für eine Therapie als solche, für therapeutische Strategien und therapeutische Interventionen *Voraussetzungen* gibt: Nur dann, wenn die entsprechenden Voraussetzungen gegeben sind bzw. durch den Therapeuten hergestellt wurden, sind bestimmte therapeutische Maßnahmen sinnvoll, weil sie nur dann wirken.

Diese Aspekte sollte ein Therapeut immer einzuschätzen versuchen, ehe er sich für eine konfrontative Intervention entscheidet.

5.3.2   Die inhaltlichen Grundlagen für eine Konfrontation sollten geschaffen sein!

Gerade wenn ein Therapeut den Klienten mit seiner Sichtweise konfrontiert und diese der Sichtweise des Klienten gegenüberstellt, müssen bestimmte inhaltliche Voraussetzungen gegeben sein bzw. vom Therapeuten hergestellt werden.

Der Therapeut

- muss die Sichtweise des Klienten korrekt verstanden haben,
- er muss Klarheit darüber haben, was seine eigene Sichtweise ist und inwiefern sie vom Klienten abweicht,
- der Therapeut muss seine Sichtweise bzw. die Diskrepanz so darstellen, dass der Klient sie verstehen kann.

Ein korrektes Verstehen des Klienten ist sehr wichtig, denn ansonsten kann ein Klient die konfrontative Intervention gar nicht nachvollziehen.

Der Klient muss aber auch den Therapeuten inhaltlich verstehen können: Nur dann kann sich der Klient überhaupt damit auseinandersetzen.

Das bedeutet auch,

- dass der Therapeut seine konfrontative Intervention klar und verständlich formulieren muss: präzise, explizit, so kurz wie möglich;
- dass ein Therapeut seine Stellungnahme begründen können muss, also eine Antwort auf die Klienten-Frage „wie kommen Sie darauf" hat. Ein Therapeut sollte einen Klienten nicht mit unbegründeten „Spekulationen" behelligen.

Und es ist noch einmal *zentral*, dass ein Therapeut immer deutlich macht, dass er eine, wenn auch gut begründete *Hypothese* äußert, nicht „die Wahrheit" und dass ein Klient *nie gezwungen* ist, die Stellungnahme des Therapeuten zu akzeptieren. Der Therapeut möchte vielmehr, dass ein Klient, sobald er dazu bereit ist, die Aussage des Therapeuten *prüft*, dass Therapeut und Klient also einen *Konsens* entwickeln!

5.3.3 Ein Therapeut sollte die konfrontative Intervention so gestalten, dass ein Klient sie möglichst gut akzeptieren kann!

Wie schon ausgeführt sollte eine konfrontative Intervention immer respektvoll sein und der Therapeut kann hier deutlich machen,

- dass er den Klienten schätzt und respektiert,
- dass der Therapeut „auf der Seite des Klienten steht" und lediglich den Klienten in seinem Problemlösungsprozess unterstützen will,
- dass es dem Therapeuten niemals darum geht, den Klienten bloßzustellen, abzuwerten, zu kritisieren u. a.,
- dass es lediglich darum geht, Inhalte zu beachten, die möglicherweise (sehr) wesentlich sind und die deshalb nicht ignoriert werden sollten,
- dass der Therapeut den Klienten „einlädt", sich zumindest probeweise mit diesen Aspekten zu befassen.

Therapeuten können eine konfrontative Intervention in eine komplementäre Intervention einbetten, z. B.: „Ich finde es völlig ok, wenn Sie diese Regel haben und von anderen so behandelt werden möchten. Aber es ist die Frage, ob andere wirklich so positiv darauf reagieren und Sie sich nicht vielleicht Krisen und Konflikte einhandeln." Aus unserer Sicht sollte das sogar die „normale" Vorgehensweise bei Konfrontationen sein.

Ein Therapeut kann eine konfrontative Intervention auch durch eine *Transparenz-Intervention* einleiten, z. B.: „Ich möchte Ihnen gerne mal etwas sagen, was vielleicht wichtig sein kann. Bitte prüfen Sie, ob es stimmen könnte, auch wenn der Aspekt Ihnen vielleicht unangenehm ist!"

> *Ein Therapeut sollte den Klienten so hart wie möglich und so weich wie nötig konfrontieren*

Eine konfrontative Intervention wird natürlich besonders dann gut, wenn die entscheidenden Aspekte *völlig klar auf den Punkt gebracht werden* und vor allem, wenn die relevanten Aspekte thematisiert werden. Bei der Konfrontation mit einer Regel sollte dem Klienten z. B. deutlich werden,

- dass seine Erwartung zu hoch, zu hart bzw. zu absolut ist,
- dass er nicht wirklich legitimiert ist, solche Regeln aufzustellen,
- dass sein Handeln für Interaktionspartner eine Zumutung ist u. a.

Diese Aspekte einer Konfrontation sind aber u. U. *sehr* konfrontativ: *Ein Therapeut sollte sich aber langsam an die wirklich konfrontativen Aspekte „herantasten", d. h. er sollte es dem Klienten ermöglichen, die Aspekte Schritt für Schritt zu verarbeiten.*
Daher ist es hilfreich, wenn ein Therapeut sich klar macht,

- dass der Klient diese Inhalte (massiv) vermeidet, die Inhalte also für den Klienten aversiv sind;
- dass es eine Leistung des Klienten ist, sich dem nun zu stellen,
- dass man die Konflikte des Klienten gut nachvollziehen kann,
- dass der Klient den Therapeuten nicht ärgern will,
- dass der Therapeut den Klienten loben kann, wenn dieser sich solchen Inhalten stellt.

Daher ist es oft nicht sinnvoll, gleich mit sehr harten konfrontativen Interventionen zu beginnen.
Ein Therapeut sollte erst einmal „weiche" Konfrontationen realisieren, also

- etwas weniger konfrontative Aspekte ansprechen,
- die konfrontative Intervention stärker in komplementäre Interventionen einbetten,
- erst einmal Aspekte nicht genau auf den Punkt bringen, sondern bewusst euphemistisch formulieren: „Ihrer Partnerin scheint Ihre Forderung nicht zu gefallen." (weiche Formulierung) versus „Ihre Partnerin reagiert auf Ihre Forderung stinksauer." (harte Formulierung),

- den Klienten bewusst die Möglichkeit zum Widerspruch einräumen: „Korrigieren Sie mich gerne, wenn Sie es anders sehen."

D. h. ein Therapeut sollte abschätzen,

- welche Arten von konfrontativen Interventionen letztlich nötig sein werden,
- welche Art von konfrontativer Intervention der Klient im Augenblick akzeptieren kann
- und dann *„an die Kante des Möglichen gehen"*, also seinen Beziehungskredit auch *„ausschöpfen"*.

Reaktionen des Klienten

Ein Klient kann nun in verschiedener Weise auf eine konfrontative Intervention des Therapeuten reagieren.

6.1 Wie wirken Konfrontationen?

Ob und in welchem Ausmaß eine konfrontative Intervention wirklich konfrontativ wirkt (also wieviel Beziehungskredit sie kostet), bestimmt letztlich immer der Klient, nicht der Therapeut. Der Therapeut kann, aus der Kenntnis des Klienten heraus (aus seinem Klienten-Modell) antizipieren, wie konfrontativ eine konfrontative Intervention bei diesem Klienten zu diesem Zeitpunkt sein wird. Und er weiß, dass eine konfrontative Intervention umso konfrontativer wirkt, je stärker sie gegen eine Intention des Klienten „verstößt". Und häufig liegt der Therapeut mit seiner Einschätzung auch richtig. Letztlich „weiß" ein Therapeut aber erst, wie konfrontativ eine Intervention wirkt, wenn er sie getestet hat.

In manchen Fällen kann aber

- eine Konfrontation deutlich schwächer wirken als angenommen;
- eine Konfrontation deutlich mehr Beziehungskredit kosten als erwartet.

Da sich Bedingungen im Prozess ständig ändern (also z. B. das Vertrauen schwanken kann, die Änderungsmotivation des Klienten schwanken kann usw.), gilt dass eine Konfrontation, die zum Zeitpunkt X konfrontativ wirkt, dies nicht zum Zeitpunkt Y tun muss

Die Wirkungen können unterschiedlich sein:

© Der/die Autor(en), exklusiv lizenziert an Springer-Verlag GmbH, DE, ein Teil von Springer Nature 2024
R. Sachse und B. Kuderer, *Konfrontative Interventionen in der Psychotherapie*, essentials, https://doi.org/10.1007/978-3-662-69486-2_6

- Ein Klient akzeptiert den Inhalt der Konfrontation (mehr oder weniger widerstrebend) und ist bereit, sich damit auseinanderzusetzen. Dies will ein Therapeut letztlich erreichen.
- Ein Klient ignoriert die Konfrontation völlig.
- Ein Klient bezeichnet die Konfrontation als unzutreffend und begründet das u. U.
- Ein Klient reagiert ärgerlich.
- Ein Klient reagiert sehr ärgerlich und initiiert eine interaktionelle Krise.

Im Folgenden soll genauer auf die unterschiedlichen Reaktionen eingegangen werden.

6.2 Akzeptanz

Ein Klient kann die konfrontative Intervention akzeptieren: Er findet sie zwar nicht gut, unangenehm (was sie zweifellos ist), ist aber bereit, sich damit inhaltlich auseinanderzusetzen.

Diese Reaktion des Klienten will der Therapeut *letztlich* erreichen: Natürlich wird ein Klient von einer konfrontativen Intervention niemals begeistert sein! Wenn er aber akzeptiert, dass die Intention des Therapeuten positiv ist und erkennt, dass die „Spur" Sinn macht, kann er sich dazu entscheiden, sich dem zu stellen. Dann kann ein weiterer Klärungs- und Bearbeitungsprozess erfolgen.

6.3 Skepsis

Der Klient kann schon „ahnen", dass ein Therapeut mit seiner konfrontativen Intervention Recht hat, er traut sich aber noch nicht wirklich, sich den Inhalten zu stellen. In diesen Fällen reagiert der Klient zurückhaltend, mit „ja, aber" oder er findet Gründe, warum die Konfrontation nicht stimmt. Der Therapeut erkennt aber, dass der Klient sich bereits damit auseinandersetzt.

6.4 Defensivität

Der Klient wird defensiv: Er sagt, dass die Aussage des Therapeuten „gar nicht stimmt", dass es „so nicht sein kann" usw. D. h. er lässt sich nicht auf die Inhalte ein, sondern „macht dicht". Eine gute Möglichkeit einer Defensivität besteht auch darin, *die Aussage des Therapeuten einfach zu ignorieren:* Der Klient übergeht diese, als hätte der Therapeut gar nichts gesagt.

Diese Zeichen kann ein Therapeut so interpretieren, dass die Konfrontation schon „trifft", der Klient aber noch nicht bereit ist, sich damit zu befassen. Dann sind Maßnahmen der Beziehungsgestaltung und weitere „weichen" Konfrontationen erforderlich.

6.5 Aggressivität

Ein Klient kann aber auch auf eine konfrontative Intervention hin aggressiv reagieren: Er wird ärgerlich, greift den Therapeuten an, „bricht eine interaktionelle Krise vom Zaun" o. ä.

Diese Reaktion kann reichen von leichten Vorwürfen bis zu massivem Angriff: So kann ein Klient laut werden, dem Therapeuten vorwerfen, ihn schlecht zu behandeln, ihn nicht zu verstehen u.ä.

Ein Therapeut muss hier davon ausgehen, dass er mit der Konfrontation „einen Treffer" gelandet hat, denn wäre diese falsch, würde der Klient gar nicht so reagieren. Auch das ist eine wichtige therapeutische Erkenntnis: Trifft eine Intervention des Therapeuten schlicht nicht zu, ist sie dem Klienten völlig egal und dementsprechend reagiert er auch. Dies sind z. T. die sogenannten „lauwarmen Reaktionen" des Klienten: „Ja, wenn Sie meinen." Äußert der Klient ohne jede Beteiligung, eher gelangweilt. Dann weiß ein Therapeut definitiv, dass die Konfrontation das Ziel um mehrere Galaxien verfehlt hat.

Ist der Klient aber „getriggert", ärgerlich, betroffen o. ä., dann *muss* der Therapeut einen relevanten Inhalt „getroffen" haben. Manchmal weiß der Therapeut nicht sofort, *welchen* Inhalt er getroffen hat, aber *dass* er getroffen hat, weiß er definitiv. Der Therapeut weiß also, dass er auf der richtigen Spur ist, dass aber noch die Bewältigung einer interaktionellen Krise ansteht.

Interaktionelle Krisen

7

7.1 Einleitung

Der Klient kann aber, aufgrund seiner Schemata, durch eine konfrontative Intervention des Therapeuten massiv „getriggert" werden: Er fühlt sich dann angegriffen, abgewertet u. a.

Dies führt dann dazu, dass der Klient nicht einfach „defensiv" wird, sondern „dass das Imperium zurückschlägt": Der Klient kann den Therapeuten (mehr oder weniger) massiv angehen: Ihm Vorwürfe machen, ihn abwerten u. a.

So kann ein Klient z. B. äußern:

- „Das zeigt wieder, dass Sie mich überhaupt nicht verstehen."
- „Sie haben mich immer gut behandelt und jetzt das."
- „Was wollen Sie mir eigentlich unterstellen?"
- „Das ist eine Frechheit, das muss ich mir nicht bieten lassen!" u. a.

Verfügt dann ein Klient noch über eine histrionische Störung (oder eine passiv-aggressive Störung (s. u.)), dann werden diese Vorwürfe sehr laut, sehr dramatisch, mit massiven Gesten und entsprechender Stimmlage vorgetragen: Bei solchen Krisen kann es ziemlich „zur Sache gehen". Eine solche Reaktion von Klienten erzeugt für den Therapeuten eine „schwierige Interaktionssituation", mit deren Bewältigung wir uns noch befassen werden.

Als Erstes jedoch ist die Reaktion als solche für den Therapeuten interessant. Man muss sich nämlich psychologisch klar machen, dass der Therapeut sich tatsächlich irren kann. Wenn diese „falsche Aussage" des Therapeuten nichts beim Klienten auslöst, also kein Schema triggert, könnte der Klient hier einfach gelassen bleiben und den Therapeuten korrigieren. Das aber tut er genau *nicht*: Er

R. Sachse und B. Kuderer, *Konfrontative Interventionen in der Psychotherapie*, essentials, https://doi.org/10.1007/978-3-662-69486-2_7

ärgert sich massiv und zeigt, dass der Therapeut einen empfindlichen Punkt voll getroffen hat. Daher weiß der Therapeut, dass irgendetwas an seiner Aussage hoch relevant war und er damit auf einer sehr wichtigen Spur ist. Es kann aber sein, dass er noch nicht weiß, auf welcher.

Können Klienten irgendwann die konfrontative Intervention annehmen, kann man mit dem Klienten meist noch einmal über diese Situation sprechen. Tut man dies, dann wird deutlich, dass die Klienten derart heftig reagieren, weil

- der Therapeut mit seiner Aussage völlig richtig lag;
- dass diese Aussage aber heftig bestimmte Schemata ausgelöst hat;
- und hier vor allem Regelschemata
- und dass *diese* dann zu der Krise geführt haben.

Der interessante Aspekt dabei ist: Wenn ein Klient heftig reagiert, dann sehr oft deshalb, weil der Therapeut genau getroffen hat, die Aussage des Therapeuten also völlig zutreffend war!

Ein Klient, der vom Therapeuten konfrontiert wird, reagiert darauf heftig und bricht plötzlich eine „interaktionelle Krise vom Zaun".

Wenn ein Therapeut die Konfrontation gezielt realisiert hat, dann hat er

- eingeschätzt, wie gut sein Beziehungskredit ist,
- welche „Härte" an Konfrontation er „sich leisten" kann,
- damit gerechnet, dass die konfrontative Intervention den Klienten „triggert".

Unter diesen Bedingungen kann er mit hoher Wahrscheinlichkeit von bestimmten Voraussetzungen ausgehen:

- Die Klient-Therapeut-Bezieung ist gut und tragfähig und: Sie ist für den Klienten *wichtig. Der Klient will sie und will sie aufrechterhalten.* Er wird sie daher nicht ohne Weiteres infrage stellen und deshalb auch nicht wegen einer einzelnen Krise „kündigen".
  Und damit gilt: *Die Therapeut-Klient-Beziehung ist daher „trotz" der konfrontativen Intervention stabil.* Der Therapeut „belastet" sie zwar (u.U. bis an die Kante des Möglichen), er *gefährdet* sie aber nicht wirklich.
- Die konfrontative Intervention „triggert" bestimmte Schemata des Klienten und erzeugt damit Ärger bzw. Enttäuschung, das Gefühl, missverstanden zu werden o.ä. führt also zu negativen Appraisal-Prozessen, die negative Emotionen, insbesondere *Ärger* auslösen.

- Der Ärger entsteht sehr schnell, ist für den Klienten sehr deutlich und führt zu Ärger-Ausdruck: Der Klient „greift den Therapeuten an", äußert, dass er sich missverstanden fühlt, unverstanden, schlecht behandelt u.ä. Dieses Handeln ist eine unmittelbare Folge des Ärgers.
- Dieser Ärger wird dann dominant: Er steht für den Klienten im Vordergrund, alle anderen Aspekte, wie auch die gute Therapeut-Klient-Beziehung, treten in den Hintergrund. Dies führt zu dem Ausdruck der „interaktionellen Krise".
- Ärger ist eine Emotion und wie alle Emotionen sind sie darauf ausgelegt, schnelle Handlungen zu initiieren, erzeugen jedoch keine „Dauerzustände": Der Ärger klingt nach einiger Zeit ab.
- Wie ausgeführt bedeutet jedoch die Auslösung von Ärger nahezu mit Sicherheit, dass der Therapeut inhaltlich Recht hatte, dass die konfrontative Intervention stimmt: Und dies ist ja auch beim Klienten „angekommen", sonst hätte es gar keinen Ärger ausgelöst. Der Inhalt der Konfrontation ist angekommen und der Klient kann ihn nur noch schwer leugnen. Er ist wie ein Stachel, den man nicht ohne Weiteres „ziehen kann". Verlässt dann ein Klient die Therapie-Stunde ärgerlich, dann „verraucht" der Ärger nach einiger Zeit: Der Stachel aber bleibt und wirkt langsam. Und das bedeutet, dass es dem Klienten langsam „dämmert", dass der Therapeut „Recht haben könnte". Bei den ersten Malen kann der Klient hier manchmal eine Selbsttäuschung realisieren und den Effekt „wegmachen", also „den Stachel ziehen". Irgendwann ist aber so deutlich, dass die konfrontative Intervention zutreffend ist, dass das nicht mehr möglich ist: Die konfrontative Intervention löst Prozesse im Klienten aus. Und das erkennt man oft im Therapie-Prozess: Ein Klient ärgert sich stark über eine konfrontative Intervention des Therapeuten, macht dies deutlich und verlässt die Stunde ärgerlich. Dann nimmt der Ärger aber ab und der Klient „kommt ins Grübeln" und bemerkt, dass der Therapeut Recht haben könnte.

Ich habe als Therapeut schon oft erlebt, dass der Klient dann in die nächste Stunde kommt und sagt: „In der letzten Stunde habe ich mich sehr über Sie geärgert." und der Therapeut kann äußern, dass ihm das aufgefallen ist. Dann sagt der Klient „zähneknirschend": „Ich denke aber, dass Sie Recht haben könnten." Und dies ist ein eindeutiges Angebot an den Therapeuten, hier in eine weitere Klärung einzusteigen.

7.2   Keine Angst vor Krisen

Anschließend werden wir uns mit der Frage befassen, wie ein Therapeut mit solchen Krisen konstruktiv umgehen kann und werden sehen, dass sie recht gut „handhabbar" sind.

Daher sollte ein Therapeut auf gar keinen Fall Angst vor solchen Krisen haben, denn hat er das, besteht die große Gefahr, dass er sich nicht traut, Klienten zu konfrontieren.

Bei Klienten mit Persönlichkeitsstörungen muss man aber annehmen, dass ohne Konfrontation gar kein konstruktiver Klienten-Prozess möglich ist: Der Klient *bildet keine Änderungsmotivation aus,* die relevanten Problemaspekte werden nicht geklärt und nicht definiert und können demzufolge auch nicht therapeutisch bearbeitet werden.

7.3   Umgang mit interaktionellen Krisen

Zum Umgang mit interaktionellen Krisen hat die Klärungsorientierte Psychotherapie ein „Standard-Verfahren" entwickelt, das sich sehr bewährt hat.

Ein Klient kann aggressiv werden und den Therapeuten angreifen, z. B.:

- „Sie missverstehen mich (schon wieder)."
- „Sie behandeln mich schlecht."
- „So lasse ich nicht mit mir reden."
- „Was wollen Sie mir eigentlich unterstellen?" usw. usw.

In diesem Fall kann ein Therapeut wie folgt vorgehen:

- Der Therapeut bleibt als Erstes *gelassen und souverän,* weil er weiß, dass dies passieren wird, weil er Schemata des Klienten „getriggert" hat; es liegt aber nicht an seiner Person und der Klient meint den Therapeuten auch nicht persönlich, wer immer die Schemata triggert, „kriegt das ab"! Also muss ein Therapeut weder persönlich betroffen, noch verärgert u. a. reagieren.
- *Der Therapeut bleibt vielmehr freundlich, empathisch, zugewandt und respektvoll.*
- Und er reagiert in sehr hohem Ausmaß *komplementär:* Er nimmt den Klienten vollkommen ernst, macht deutlich, dass er verstehen möchte, was jetzt passiert, dass er sich für den Klienten und sein Anliegen interessiert usw.

- Als Erstes äußert der Therapeut also: „Ich merke, dass ich etwas getan habe, was Sie gerade deutlich ärgert" Damit übernimmt der Therapeut die Verantwortung dafür, dass *er* die Schemata aktiviert hat, was ja auch stimmt, aber nicht für die Reaktion des Klienten, *weil die durch die Schemata des Klienten zustandekommt.*
- Dann: „Es tut mir leid, dass das bei Ihnen so angekommen ist, das war nicht meine Absicht." Und tatsächlich war es ja nicht die Absicht des Therapeuten, den Klienten zu ärgern und das macht der Therapeut noch einmal sehr deutlich. Tatsächlich ist dieses Statement (offen gestanden) Unsinn: Denn es kann dem Therapeuten gar nicht leid tun, dass es beim Klienten so angekommen ist, denn das liegt ja gar nicht in seiner Verantwortung. Dennoch ist das Statement wirksam: Es *wirkt* auf den Klienten wie eine Entschuldigung, auch wenn es faktisch gar keine ist. Und das „kocht den Ärger des Klienten runter": Der Klient kann den „Krawall-Modus" verlassen und sich wieder auf Interaktion konzentrieren.
- Dann: „Aber offenbar hat meine Aussage bei Ihnen etwas Heftiges ausgelöst und ich würde sehr gerne verstehen, was genau ich ausgelöst habe." Damit nimmt der Therapeut den Klienten ernst, signalisiert Interesse und macht deutlich, dass er das Ganze nun klären möchte.
- Der Klient kann nun darauf eingehen, fährt aberin aller Regel noch einige „Schleifen": D. h. er greift den Therapeuten auch weiterhin an.
- Und der Therapeut geht damit ebenfalls in gleicher Weise um: „Ich merke, dass es Sie sehr sauer gemacht hat. Das war nicht meine Absicht. Es war mir nur wichtig, auf etwas hinzuweisen, das bedeutsam sein kann. Ich finde es aber sehr wichtig zu klären, was genau das in Ihnen ausgelöst hat."

Dieses Vorgehen kombiniert mehrere Strategien:

- Der Therapeut bleibt ruhig und souverän, zeigt also hohe Kompetenz.
- Der Therapeut bleibt zugewandt und macht deutlich, dass die Aktion des Klienten keinerlei Beziehungskonsequenzen hat.
- Der Therapeut nimmt den Klienten und sein Anliegen sehr ernst, realisiert also eine hohe Komplementarität.
- Der Therapeut lenkt die Aufmerksamkeit des Klienten auf die Inhaltsebene.
- Und der Therapeut versucht, mit dem Klienten zu klären, was die Auslöser waren und vor allem, welche Schemata beim Klienten getriggert wurden.

Der Therapeut realisiert hier eine hohe Souveränität, hohe Komplementarität und gleichzeitig eine sehr empathische Prozesssteuerung: Diese Strategie hat sich als außerordentlich effektiv zur Bewältigung solcher Krisen erwiesen. Aber sie erfordert vom Therapeuten auch eine gewisse Expertise.

Beispiel 1

Ein Beispiel für eine harte konfrontative Intervention stammt aus einer meiner (RS) Paartherapien. Der Klient, erfolgreicher, pensionierter Chefarzt, sagt seiner Frau, er wolle ein halbes Jahr nach England, um englisch zu lernen, ein halbes Jahr nach Frankreich, um französisch zu lernen und ein halbes Jahr nach Italien, um italienisch zu lernen. Damit nimmt er sich extrem viel von den gemeinsamen (Zeit-)Ressourcen, mutet also seiner Frau extrem viel zu. Und sie reagiert entsprechend, ist empört und sagt, dass sie sich trennen werde, falls er das tut.

Nach „zähen" Verhandlungen lässt er sich auf „sechs Wochen England" herunterhandeln: Damit nimmt er deutlich weniger gemeinsame Ressourcen in Anspruch, aber: Er nimmt aber immer noch gemeinsame Ressourcen in Anspruch, auf Kosten seiner Frau! Nach dem Reziprozitätsmodell *schuldet er damit seiner Frau eine erhebliche Kompensation.* Stattdessen äußert er aber: „Ich bin nun meiner Frau massiv entgegengekommen – nun schuldet sie mir etwas." Auf den ersten Blick mag das stimmen, genaugenommen ist das aber eine interaktionelle Unverschämtheit. Deshalb entschloss ich mich, ihm „das nicht durchgehen zu lassen", also habe ich gesagt: „Herr X – nehmen wir mal an, Sie werden gekidnappt und die Kidnapper verlangen eine Million Lösegeld. Und nehmen wir mal an, es gelingt Ihnen durch Ihr außergewöhnliches Verhandlungsgeschick, sie auf 500.000 € runterzuhandeln. Gehen Sie dann davon aus, dass Sie den Kidnappern noch etwas schuldig sind?" Als intelligenter Mensch verstand er den Sinn meiner Aussage sofort und es hat ihn sofort getriggert: „Ich habe mich durch Sie immer gut behandelt gefühlt und nun das!" Bis zum Ende der Stunde war er nicht mehr zu beruhigen und ich wunderte mich, dass er mir zum Abschied überhaupt die Hand gab.

Aber: ich war mir sehr sicher, dass wir eine sehr gute Beziehung hatten und dass die konfrontative Intervention wirken würde. In der nächsten Sitzung fragte ich dann beide, woran sie arbeiten wollen und sie sagte mir, dass ihr Mann ihr noch auf

R. Sachse und B. Kuderer, *Konfrontative Interventionen in der Psychotherapie*, essentials, https://doi.org/10.1007/978-3-662-69486-2_8

der Rückfahrt von der letzten Stunde bei einem anderen Problem, über das bisher erfolglos verhandelt wurde, sehr deutlich entgegengekommen sei. Und er, wieder sehr freundlich und zugewandt, bestätigte dies und die Therapie nahm deutlich Fahrt auf.

Und ich dachte: „Geht doch!"

Beispiel 2

Eine Klientin von mir (RS) wies eine ausgeprägte passiv-aggressive Störung auf (vgl. Sachse & Sachse, 2017). Ein Aspekt davon war ihre extreme Verantwortungs-übergabe. Es waren immer Interaktionspartner Schuld, nie sah sie sich selbst als Veursacherin von Problemen. Ihre Handlungsdevise war: „Ich kann für gar nichts was."

Ganz offensichtlich verhinderte dieses Vorgehen, dass sie aus Fehlern lernen konnte und dies behinderte sie beim Vorankommen auf ihrer Arbeit. Vor allem ver-ärgerte sie damit aber Interaktionspartner, teilweise in extremem Maße. Sie erhielt auch entsprechende Rückmeldungen, die sie aber nicht zur Kenntnis nahm, weil sie davon überzeugt war, selbst alles richtig zu machen.

Der Aufbau einer einigermaßen tragfähigen Therapeut-Klient-Beziehung gestal-tete sich schwierig und langwierig, gelang aber schließlich. Als ich davon ausgehen konnte, über ausreichenden Beziehungskredit zu verfügen, entschloss ich mich, sie mit der extremen Verantwortungsübergabe zu konfrontieren: „Korrigieren Sie mich, wenn ich mich irre, aber mein Eindruck ist, nachdem, was sie mir berichten, dass Sie auf keinen Fall die Verantwortung für Ihr Handeln und die Konsequenzen daraus übernehmen möchten. Sie möchten glauben, dass immer andere „schuld" sind und Sie selbst nie etwas dafür können."

Bei dieser Intervention war mir bereits bewusst, dass diese zu einer interaktionel-len Krise führen würde, darauf war ich vorbereitet. Allerdings wurde ich dennoch von der Intensität der Krise überrascht: Die Klientin sprang aus dem Stuhl, eilte laut schimpfend zur Tür, riss diese auf und ging, weiterhin laut polternd, auf die Garderobe zu. Dann äußerte sie: „Das ist eine Unverschämtheit. Wie können Sie mir so etwas unterstellen? Das muss ich mir von Ihnen nicht gefallen lassen! Jetzt ist Schluss! Machen Sie Ihre Therapie alleine!" Als sie aufstand, stand ich ebenfalls auf, begleitete sie und sprach die ganze Zeit auf Sie ein: „Offenbar habe ich Sie durch meine Aussage stark verärgert. Es tut mir leid, dass das so bei Ihnen ange-kommen ist. Es wäre gut, wir könnten uns wieder hinsetzen und das klären. Dann können Sie mir sagen, was genau Sie so ärgert." Diese Bemühungen erwiesen sich als vollkommen wirkungslos. Sie ignorierte mich und reagierte gar nicht auf meine Statements.

Als sie ihre Jacke von der Garderobe nahm, entschloss ich mich zu einer massiveren Strategie: Ich sagte, ebenfalls sehr laut, mit Nachdruck und begleitet von einer deutlichen Geste: „Frau X! Es hat überhaupt keinen Sinn, jetzt so zu reagieren. Es tut mir leid, dass ich das ausgelöst habe, aber bitte setzen Sie sich wieder hin, damit wir das jetzt klären können!" Daraufhin zögerte sie, was mich veranlasste, mein Statement zu wiederholen und zu ergänzen: „Ich bin sicher, Sie wollen das auch klären und mir sagen, was Sie so verletzt hat. Das sollten Sie dann auch wirklich tun." Mit einer entsprechenden Geste: „Bitte gehen Sie zurück und nehmen Sie wieder Platz." Tatsächlich hängte sie ihre Jacke wieder auf und ging, diesmal wortlos, in den Therapie-Raum zurück. Als wir saßen, eröffnete ich: „Vielen Dank, dass Sie zurückgegangen sind, das gibt uns nun Gelegenheit zu klären, was passiert ist. Wie ich schon sagte, war es nicht meine Absicht, Sie zu verärgern, das habe ich aber offenbar getan. Mögen Sie mal sagen, was genau Sie so verärgert hat?" Sie war zwar offensichtlich immer noch verärgert, ließ sich dann aber langsam darauf ein mir zu sagen, worüber sie sich geärgert hat und wir konnten dann, langsam und vorsichtig, in einen Klärungsprozess einsteigen.

Im Nachhinein bin ich sehr sicher, dass diese Krise bzw. ihre Bewältigung unsere Beziehung erheblich verbessert hat.

Beispiel 3

Ein Beispiel für ein vergleichsweise weiches konfrontatives Vorgehen stammt aus der Einzeltherapie mit einem Klienten (von BK), der seinen Ärger über Beschlüsse der Hausverwaltung mit in die Sitzung brachte. Hier wurden bereits im Verlauf der Anfangsphase der Therapie Elemente einer narzisstischen Regelsetzerstruktur deutlich, wie z. B. „man hat meine Meinung zu respektieren", „man hat mir keine sinnlosen Vorschriften zu machen", „man hat meiner Meinung zu sein" und „man hat meine Position zu unterstützen und nicht zu kritisieren". Im Rahmen der ersten Therapiephase wurden neben einer komplementären Beziehungsgestaltung zum Anerkennungsmotiv des Klienten bereits Elemente der Regelsetzerstuktur expliziert und gemeinsam mit dem Klienten herausgearbeitet, allerdings noch ohne mit diesen Inhalten zu konfrontieren. Das Prozessziel lautete zunächst lediglich, Konsens mit dem Klienten über das Vorhandensein dieser Regeln herzustellen und ausreichend Beziehungskredit für konfrontative Interventionen aufzubauen. Mit zunehmendem Beziehungskredit konnte dann mit den ersten konfrontativen Interventionen begonnen werden. Diese zielten zunächst darauf ab, die Kosten der Regeln aufzudecken: „Sie regen sich eigentlich fast jeden Tag mehrmals richtig heftig auf." und anschließend diese Kosten relevant zu machen: „Sie wollen sich aber gar nicht so viel ärgern, sie wollen viel lieber Ihren Feierabend genießen. Sie geraten darüber auch häufig mit Ihrer Partnerin in Konflik. Sie haben mir bereits mehrfach gesagt, dass Ihnen ihre Partnerin signalisiert, dass sie es sehr unattraktiv findet, wenn sie sich ständig aufregen und permanent am Schimpfen sind." Mit diesen noch ziemlich weichen Konfrontationen konnte die Änderungsmotivation des Klienten gefördert werden, sich dem Thema weiter zuzuwenden. Dies ebnete zunehmend auch den Weg für härtere Konfrontationen, da der Klient durch dieses Vorgehen schrittweise an Konfrontationen gewöhnt wurde und diese als wichtigen, wenn auch unangenehmen Teil des Prozesses akzeptieren konnte, was wiederum die Änderungsmotivation förderte.

Beispiel 4

Ein weiteres Beispiel zur Konfrontation mit Selbsttäuschung stammt aus der Therapie mit einer Klientin (von BK), die in die Therapie kam, nachdem ihr Partner sie verlassen hatte. Ursprünglich war die Klientin auf der Suche nach einer Paartherapie gewesen, konnte sich vor dem Hintergrund der Trennung, die sie nicht akzeptieren wollte, jedoch probeweise auf einen Einzelprozess einlassen. Hier wurden schnell die massiven Selbsttäuschungsstrategien der Klientin deutlich: „Er war doch früher nicht so abweisend. Das passt gar nicht zu ihm. Er wird sich das bestimmt noch überlegen. Bisher war doch immer alles gut". Somit war, um überhaupt daran arbeiten zu können, was der Verlust der langjährigen Beziehung für die Klientin bedeutete, wichtig, zunächst die Bedingungen für diesen Prozess zu schaffen. Und in diesem Sinne bei der Klientin die Bereitschaft zu erhöhen, sich überhaupt mit dem Thema Trennung und Verlust auseinander zu setzen. Dies machte ein Durchkreuzen der Selbsttäuschungsstrategien notwendig. Hier kamen im fortgeschritteneren Verlauf der Konfrontationsphase u. a. folgende konfrontative Interventionen zum Einsatz:

- „Korrigieren Sie mich, wenn Sie es anders sehen: Mein Eindruck ist, ihr Ex-Partner signalisiert Ihnen deutlich, dass er keinen weiteren intensiven Austausch mit Ihnen möchte. Was macht das so schwer für Sie, das zu akzeptieren?"
- „Mein Eindruck ist, Sie wollen nicht wahrhaben, dass Ihre Beziehung gescheitert ist und das kann ich nachvollziehen, weil das für Sie sehr schmerzhaft sein muss. Gleichzeitig erzählen Sie mir aber, dass Ihr Ex-Mann bereits mit einer neuen Partnerin zusammenlebt und das von ihm lediglich Signale in die Richtung ausgehen, dass er keine Beziehung mehr mit Ihnen möchte."

Auch die Einbettung der konfrontatioven Interventionen in Komplementarität erwies sich in diesem Prozess als ein sehr hilfreiches Vorgehen, um auch während der Konfrontationsphase immer wieder zu signalisieren, dass die Klientin in ihrer Trauer und ihrem Verlusterleben ernstgenommen wird und dieses nicht infrage gestellt wird:

- „Sie sind mir als Klientin wichtig und deshalb möchte ich Sie nicht ins offene Messer laufen lassen, wenn Sie aufgrund Ihrer Hoffnung (Selbsttäuschung) ungünstige Schlüsse in Bezug auf die Realität ziehen und dafür von Ihrem Ex-Partner immer heftiger zurückgewiesen werden. Mir scheint nämlich, Sie erreichen mit Ihrem Vorgehen exakt das Gegenteil von dem, was sie wollen."
- „Mein Eindruck ist, ihr Ex-Partner signalisiert Ihnen, dass er da eine Grenze hat und von Ihnen erwartet, seine Entscheidung zu respektieren. Und mir fällt auf, dass Ihnen das sehr schwer fällt. Deshalb möchte ich Ihnen anbieten, mit mir daran zu arbeiten, was es so schwer für Sie macht?"

Was Sie aus diesem *essential* mitnehmen können

- Klientinnen und Klienten mit geringer Änderungsmotivation und hoch ich-syntonen Problemaspekten, also Klienten mit sogenannten „Persönlichkeitsstörungen" bereiten Therapeuten, vor allem zu Beginn der Therapie, größere Probleme.
- Unsere Ausführungen dienten dazu, diese Probleme genauer zu analysieren und verständlich zu machen und dafür Lösungen anzubieten. Ein entscheidender Aspekt einer Lösung ist die Realisation von konfrontativen Interventionen.
- Nach unserer Institutsstatistik gelingt es, bei ca. 85 % der Klienten eine ausreichende Änderungsmotivation zu entwickeln: Die restlichen Klienten entscheiden sich dafür, sich nicht zu verändern. Nun kann man diese Strategie damit als hochgradig wirksam betrachten.
- Konfrontative Interventionen sind zu Beginn für viele Therapeuten schwierig und ungewohnt: Sobald Therapeuten aber die Erfahrung machen, wie konstruktiv sie wirken, beginnt oft ein Prozess, in dem den Klienten diese Interventionen Spaß machen, sodass sie sie gerne realisieren und manche gehen dazu durch eine Phase, in der man sie eher bremsen muss.
- Insgesamt empfinden Therapeuten solche Interventionen aber als äußerst hilfreich, da sie es erlauben, sehr konstruktiv mit schwierigen Prozessen und Interaktionssituationen umzugehen. Daher hoffen wir sehr, dass Sie ebenfalls von diesem Buch profitieren werden!

Literatur

Kuderer, B. (2023). Das Phasenmodell der Klärungsorientierten Psychotherapie und Interventionsmöglichkeiten der Therapeuten. In: R. Sachse, M. Sachse & B. Kuderer (Hrsg.), *Neue Entwicklungen und Innovationen in der Klärungsorientierten Psychotherapie* (S. 47–62). Pabst.

Sachse, R. (1997). *Persönlichkeitsstörungen: Psychotherapie dysfunktionaler Interaktionsstile.* Hogrefe.

Sachse, R. (1999). *Persönlichkeitsstörungen. Psychotherapie dysfunktionaler Interaktionsstile* (2. Aufl.). Hogrefe

Sachse, R. (2001). *Psychologische Psychotherapie der Persönlichkeitsstörungen.* Hogrefe.

Sachse, R. (2004). *Persönlichkeitsstörungen. Leitfaden für eine Psychologische Psychotherapie.* Hogrefe.

Sachse, R. (2006). Psychotherapie-Ausbildung aus der Sicht der Expertise-Forschung. In R. Sachse & P. Schlebusch (Hrsg.), *Perspektiven Klärungsorientierter Psychotherapie* (S. 306–324). Pabst.

Sachse, R. (2009). Psychotherapeuten als Experten. In R. Sachse, J. Fasbender, J. Breil, & O. Püschel (Hrsg.), *Grundlagen und Konzepte Klärungsorientierter Psychotherapie* (S. 269–291). Hogrefe.

Sachse, R. (2013). *Persönlichkeitsstörungen: Leitfaden für eine psychologische Psychotherapie* (2. Aufl.). Hogrefe.

Sachse, R. (2014). *Manipulation und Selbsttäuschung. Wie gestalte ich mir die Welt so, dass sie mir gefällt: Manipulationen nutzen und abwenden.* Springer.

Sachse, R. (2015a). Psychotherapeuten sollten zu Experten ausgebildet werden. In S. Sulz (Hrsg.), *Von der Psychotherapie-Wissenschaft zur Kunst der Psychotherapie* (S. 114–125). CIP-Medien.

Sachse, R. (2015b). Änderungs- und Stabilisierungsmotivation in der Therapie und ihre therapeutische Beeinflussung. In: R. Sachse, S. Schirm, & S. Kiszkenow-Bäker (Hrsg.), *Klärungsorientierte Psychotherapie in der Praxis* (S. 111–122). Pabst.

Sachse, R. (2016a). *Klärungsprozesse in der Klärungsorientierten Psychotherapie.* Hogrefe.

Sachse, R. (2016b). *Therapeutische Beziehungsgestaltung.* Hogrefe.

Sachse, R. (2018). *Klärungsorientierte Psychotherapie psychosomatischer Störungen.* Hogrefe.

Sachse, R. (2019). *Persönlichkeitsstörungen* (3. Aufl.). Hogrefe.

© Der/die Herausgeber bzw. der/die Autor(en), exklusiv lizenziert an Springer-Verlag GmbH, DE, ein Teil von Springer Nature 2024
R. Sachse und B. Kuderer, *Konfrontative Interventionen in der Psychotherapie,* essentials, https://doi.org/10.1007/978-3-662-69486-2

Sachse, R. (2020). *Die Psychologie der Selbsttäuschung.* Springer.

Sachse, R. (2022). *Psychotherapie von Persönlichkeitsstörungen.* Kohlhammer.

Sachse, R., & Kramer, U. (2023). *Klärungsorientierte Psychotherapie von Persönlichkeitsstörungen.* Hogrefe.

Sachse, R., & Sachse, M. (2017). *Klärungsorientierte Psychotherapie der schizoiden, passiv-aggressiven und paranoiden Persönlichkeitsstörung.* Hogrefe.

Sachse, R., Sachse, M., & Kuderer, B. (2023a). *Neue Entwicklungen und Innovationen in der Klärungsorientierten Psychotherapie.* Pabst.

Sachse, R., Sachse, M., & Kuderer, B. (2023b). Der klärungsbezogene Interaktionsprozess zwischen Therapeut und Klient. In: R. Sachse, M. Sachse, & B. Kuderer (Hrsg.), *Neue Entwicklungen und Innovationen in der Klärungsorientierten Psychotherapie* (S. 15–17). Pabst.

Sachse, R., Sachse, M., & Kuderer, B. (2023c). Informationsverarbeitung durch den Therapeuten. In R. Sachse, M. Sachse, & B. Kuderer (Hrsg.), *Neue Entwicklungen und Innovationen in der Klärungsorientierten Psychotherapie* (S. 17–30). Pabst.

Sachse, R., Sachse, M., & Kuderer, B. (2023d). Voraussetzungen für Klärungsprozesse. In R. Sachse, M. Sachse, & B. Kuderer (Hrsg.), *Neue Entwicklungen und Innovationen in der Klärungsorientierten Psychotherapie* (S. 31–34). Pabst.

Sachse, R., Sachse, M., & Kuderer, B. (2023e). Indikatoren für einen Explizierungsprozess. In: R. Sachse, M. Sachse, & B. Kuderer (Hrsg.), *Neue Entwicklungen und Innovationen in der Klärungsorientierten Psychotherapie* (S. 35–46). Pabst.

Sachse, R., Sachse, M., & Kuderer, B. (2023f). Steuerung des Klärungsprozesses durch den Therapeuten. In R. Sachse, M. Sachse, & B. Kuderer (Hrsg.), *Neue Entwicklungen und Innovationen in der Klärungsorientierten Psychotherapie* (S. 47–62). Pabst.

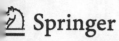
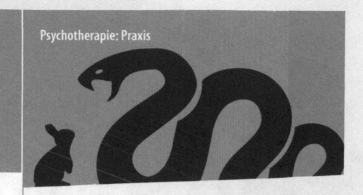

Psychotherapie: Praxis

Rainer Sachse · Fritjof von Franqué

Interaktionsspiele bei Psychopathie

Antisoziale Manipulation
erkennen und konstruktiv
bewältigen

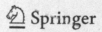 Springer

Jetzt bestellen:

link.springer.com/978-3-662-59278-6

Printed in the United States
by Baker & Taylor Publisher Services

Printed in the United States
by Baker & Taylor Publisher Services